FILHOS AUTÔNOMOS, FILHOS FELIZES

CARO LEITOR,

Queremos saber sua opinião sobre nossos livros.
Após sua leitura, acesse nosso site (www.editoragente.com.br),
cadastre-se e contribua com sugestões, críticas ou elogios.

Boa leitura!

Cris Poli

filhos autônomos, filhos felizes

SBT Licensing
Gente editora

Editora
Rosely M. Boschini

Assistente editorial
Rosângela Barbosa

Produção
Marcelo S. Almeida

Copidesque
Gilberto Cabeggi

Projeto gráfico e diagramação
Editora Gente

Capa
Sincromkt

Revisão
Alessandra J. Gelman Ruiz

Foto de capa
Divulgação SBT/Lourival Ribeiro

Rua Pedro Soares de Almeida, 114
São Paulo, SP, CEP 05029-030
Tel: (11) 3670-2500
Site: http://www.editoragente.com.br
E-mail: gente@editoragente.com.br

Dados Internacionais de Catalogação na Publicação (CIP)
(Câmara Brasileira do Livro, SP, Brasil)

Poli, Cris
Filhos autônomos, filhos felizes. / Cris Poli — São Paulo : Editora Gente, 2006.

ISBN 978-85-7312-522-1

1. Autonomia nas crianças 2. Disciplina infantil 3. Educação de crianças 4. Felicidade 5. Pais e filhos 6. Relações interpessoais 7. Vida familiar - Educação I. Título.

06-7411 **CDD-649.64**

Índice para catálogo sistemático:

1. Autonomia e disciplina 649.94
2. Criação de crianças 649.64
3. Pais e filhos 649.64
4. Vida familiar 649.64

Agradecimentos

Quero expressar minha gratidão àqueles que tornaram possível o projeto de restauração de famílias. Em primeiro lugar a Deus, que transformou e restaurou minha vida e minha família; à senhora Ivonne Muniz, presidente da Escola do Futuro, com quem aprendi muito; ao pastor Luiz Carlos Muniz, visionário desse projeto; a minha querida família, meu marido, meus filhos e suas famílias, que têm me dado força, apoio e incentivo.

A todos aqueles que me motivaram de uma forma ou de outra. Obrigada!

Que a honra seja dada a Deus!

Com amor,
Cris Poli

Sumário

"Como flechas na mão do guerreiro,
assim os filhos da mocidade."

SALMOS 127: 4

Introdução

Como educar os filhos para serem autônomos e felizes

O maior sucesso dos pais é, de fato, contribuir para que seus filhos sejam capazes de voar com as próprias asas, ou seja, criar filhos autônomos e, por conseqüência, mais felizes.

Uma pessoa autônoma se realiza na vida, sente-se em melhores condições de se adaptar a qualquer ambiente e tem aquela confiança própria de quem sabe que seu futuro só depende de suas ações.

Quando você estimula a realização plena do potencial de seu filho, está lhe dando melhores condições de ser aprovado nos grupos sociais nos quais ele tiver de conviver. Como, em maior ou menor grau, todos buscamos aprovação de nossos atos, ser autônomo dará a seu filho bem-estar, segurança e mais felicidade. E é preciso começar cedo, enquanto eles ainda são crianças. Ser responsável lhes será útil tanto na infância quanto na adolescência e na vida adulta.

"Mas, Cris, como é que eu faço isso?", você deve estar se perguntando. "Como é que eu posso pensar em criar filhos autônomos, se nem mesmo consigo conversar com eles? Como posso fazer isso, se nossa casa mais parece um campo de batalha, em guerra o tempo todo? Como posso pensar em educar direito os meus filhos se não sei como fazer, se estou cheio de dúvidas, se sinto que já não tenho mais forças nem paciência?"

É exatamente sobre isso que você vai aprender neste livro. Vou lhe mostrar quais são os caminhos para educar seus filhos de modo que eles sejam pessoas realizadas, e que sua família tenha um convívio com mais harmonia e felicidade.

Mas, antes de tudo, você precisa entender o que significa, de fato, formar filhos autônomos.

Tenho observado, em muitas famílias, uma grande confusão entre os conceitos *filho autônomo* e *filho independente*, que acaba sendo sinônimo de *filho abandonado*. Nesse contexto, quando se fala em criar filhos independentes isso significa que eles têm de fazer tudo por si mesmos. É o mesmo que dizer: "Vá lá e tome banho, vá lá e arrume a cama"; enfim, vão lá e façam tudo sozinhos.

Contudo, os pais criam *filhos autônomos* quando lhes ensinam aquilo que precisa ser feito, da maneira que acreditam ser correta, capacitando-os para a vida, e não os abandonando à própria sorte. E não é preciso se preocupar com o momento de soltá-los, pois eles mesmos caminharão com as próprias pernas para fazer tudo o que lhes foi ensinado.

Quando for cobrar, verifique o que foi assimilado e complete com as orientações que ache que ficaram faltando.

Entretanto, tenha isso em mente: a base para desenvolver a autonomia está em ensinar a seus filhos os valores que você acredita serem corretos e estabelecer as regras que considera convenientes. E deixar claro aquilo o que espera deles.

O processo de criar um filho, em muitos aspectos, é bastante semelhante ao de educar um aluno. Eu uso esse mesmo método para estimular a autonomia das crianças na escola em que leciono.

Por exemplo: o aluno tem uma office, *um tipo de cabine de trabalho com mesa e cadeira, e deve manter esse local arrumado, organizado. Essa é uma das necessidades da sala de aula.*

Mas, antes, eu preciso ensiná-lo como quero isso arrumado, porque, como professora de 25 alunos, tenho em minha classe as referências de 25 casas, com 25 hábitos e 25 idéias de organização, todas diferentes entre si. E pode ser que a minha idéia de organização seja diferente da do aluno. O que é bagunça para mim – no caso, o jeito como ele deixou seu local de trabalho –, pode parecer perfeitamente organizado de acordo com a concepção dele.

Então, qual é a primeira coisa que eu preciso fazer? Devo dizer ao aluno: "Eu quero o lápis aqui, esse outro ali, a borracha lá e o livro do outro lado. Está bem?" Porque, para mim, organização é isso. E é isso que eu espero que ele faça. Logo, devo ensiná-lo organizar da maneira que considero adequada para que ele possa trabalhar da melhor forma. Só depois poderei cobrar dele.

Em qualquer fase da vida, em qualquer lugar, seus filhos saberão que deverão aprender constantemente, e que terão de cumprir com o que é esperado deles. Assim, terão maiores chances de corresponder às expectativas do ambiente em que estão vivendo. Autonomia implica aprender para depois executar. Implica também ter responsabilidade para alcançar as metas da maneira certa.

É bom lembrar, porém, que criar filhos capazes de cuidar da própria vida é uma arte, mas também é uma ciência que pode ser aprendida.

É sobre esse aprendizado que vou falar com vocês. Vamos trilhar juntos – eu, você e sua família – um caminho cheio de desafios, mas também com resultados muito gratificantes, que é a educação de suas crianças.

Acredite: você pode transformar a vida de seus filhos – e de todos em sua casa – para melhor.

Conte comigo!

Com carinho,
Cris Poli

"Ouvi o ensino, sede sábios e
não o rejeiteis."

Provérbios 8: 33

1. Deus não escolhe os capacitados, mas capacita os escolhidos

Você foi escolhido por Deus para ser o responsável pela educação da criança que Ele pôs em sua vida. E, para isso, Ele irá capacitá-lo a cumprir essa missão.

Isso fará parte de seu crescimento e de seu aprendizado de vida se você estiver, de fato, disposto a aprender.

Por que é necessário aprender a ser pai ou mãe? Pela simples razão que ninguém nasce sabendo, nem aprende apenas observando os outros. É preciso viver essa experiência.

Deus, ao escolhê-lo para a tarefa de educar seus filhos, plantou em seu interior a semente da capacitação para realizá-la. Contudo, é você, por meio do aprendizado, que deve cuidar para que essa semente germine, cresça e dê bons frutos.

Quando vemos crianças desajustadas, mal-comportadas ou infelizes, em geral estamos observando a conseqüência do problema que está por trás dessa situação: a falta de preparo dos pais para educar os filhos.

Pais despreparados são pais angustiados, que até querem acertar na educação dos filhos, mas acabam fazendo tudo errado, e muitas vezes nem percebem os erros que estão cometendo.

Pais capacitados a educar os filhos sabem dar responsabilidade a eles, sabem até onde podem exigir deles, e não exigem nem mais nem menos que isso; não extrapolam nem se omitem, e têm autoridade para impor a disciplina necessária. Se você deseja ser um bom pai ou uma boa mãe, deve – e pode – aprender a fazer tudo isso.

Mas, lembre-se: essa é uma jornada que você fará com os seus pés. Certamente, terá a companhia de seu marido ou de sua esposa, dos filhos e, quem sabe, de alguns amigos que poderão orientá-lo nessa caminhada. Mas ninguém poderá fazer a viagem por você, nem poderá arrastá-lo se você não quiser aprender.

Em muitas famílias, é visível a falta de diálogo entre os pais, e entre eles e as crianças. E, pior ainda, dá para perceber uma profunda mágoa – e até má vontade – entre o marido e a mulher, provavelmente acumulada ao longo dos anos de tensão em que vêm tentando, de modo errado, educar as crianças.

O pai de uma família que conheço necessitava de ajuda na educação de seus filhos. Fiz algumas colocações, e o pai se disse disposto a mudar a vida da família, a melhorar o relacionamento com os filhos e com a esposa, a cuidar mais e melhor da educação das crianças. Quando eu disse, porém, que ele deveria dedicar o seu dia de folga semanal à família e ao método sugerido, a resposta dele foi: "Ah, não! No meu dia de folga, eu saio com meus amigos".

Assim fica difícil, não é? É imprescindível ter boa vontade e disposição a fim de fazer as mudanças necessárias para se tornar pais capacitados de verdade.

E há mais: antes de habilitar-se a ser pai ou mãe, é preciso aprender a ser marido ou esposa. Esse é um requisito fundamental para quem quer constituir uma família feliz, com filhos bem-educados, corretamente orientados, num ambiente de harmonia.

A *Bíblia* diz que os nossos filhos são como flechas na mão do arqueiro. Você precisa saber para onde as atira, pois, se as jogar ao acaso, sem mirar, elas irão parar em qualquer lugar, e, em geral, nunca vão para o lugar que você gostaria.

Por isso, é necessário sempre haver interesse dos pais em se informar sobre as maneiras mais adequadas de educar os filhos: lendo a respeito, participando de palestras, consultando amigos que tenham famílias que despertam admiração, enfim, interessando-se sempre pelo assunto.

O aprendizado de ser pai ou mãe precisa começar desde a gestação. O casal deve sentar e conversar sobre o que quer para o seu filho e sobre a forma como pretende educá-lo. Essa é uma maneira de planejar a educação dele e de desenvolver o diálogo sobre o tema. Não importa se um acha que o seu ponto de vista é melhor que o do outro. Para o bem de seus filhos, vocês precisam conversar a respeito e chegar a um entendimento.

Um casal só se capacita na tarefa de ser pai e mãe por meio de muito diálogo, muito interesse, muita paciência e determinação. O resultado sempre vale a pena.

Minha dica: comecem a dialogar sobre a educação de seu filho no início da gravidez, a fim de os pais se prepararem para a chegada do bebê. Perguntem um ao outro: o que nós vamos querer para o nosso filho? Isso é parte fundamental do aprendizado de ser pais e ajuda a entender que a nossa vida muda radicalmente no momento em que nasce esse pequeno ser.

Eu defendo uma volta aos valores básicos de família. Devemos pegar esses princípios essenciais de relacionamento, de educação e de convívio e trazê-los para o presente, a fim de ensiná-los aos nossos filhos. Creio que assim poderemos resgatar as atitudes que fazem um bom relacionamento e uma família feliz, que vive em harmonia.

"O meu povo está sendo destruído, porque lhe falta o conhecimento."

OSÉIAS 4: 6A

2. *Famílias desestruturadas*

Não há dúvida: a maioria das famílias se encontra bastante desestruturada, com muitos conflitos no relacionamento. Essa constatação nos dá a sensação de que os pais se perderam no meio do trajeto e não estão achando o caminho de volta.

Que tipo de problema eu identifico nas famílias? Os mais diversos possíveis: irmão que bate em irmão, pai que bate nos filhos – e muitas vezes na própria esposa –, crianças que não se alimentam direito, que não possuem uma rotina, que fazem birra, que gritam com os pais, xingam e exigem atendimento imediato; ninguém respeita ninguém. Essa situação, infelizmente, tende a piorar, pois nem o pai nem a mãe têm noção de como resolver esses problemas.

Creio que os relacionamentos familiares chegaram a esse ponto por causa de mudanças como esta: até um tempo atrás, tínhamos uma educação muito rígida. O pai olhava para o filho e não precisava dizer nada: era entendido e obedecido de imediato. Houve, porém, uma forte reação a esse tipo de educação, que acabou levando as pessoas para o lado contrário. Tudo, então, passou a ser permitido, pois, conforme muitos dizem: "não podemos contrariar os filhos" e a criança "tem o direito" de fazer tudo o que quiser.

É óbvio que essa mudança não deu certo. Isso está mais que provado. Como resultado, vemos uma grande parte da juventude transtornada. Jovens estão matando pais e avós; tomam uma série de atitudes equivocadas, transformando-se em verdadeiros marginais. Essa triste realidade ocorre em todos os níveis sociais, não só entre os menos instruídos ou de menor poder aquisitivo.

Percebo que essa nova geração de pais e mães quer encontrar o equilíbrio entre esses dois padrões de educação, mas não sabe como. Contudo, tenho observado um fato muito interessante: quando converso com os pais, poucos são os pontos que eles consideram novidade. A maioria desabafa, desesperada: "Eu já sei disso. Concordo com isso. Mas não sei como resolver o problema. Então, preciso de alguém que me ajude a encontrar o caminho de volta. Preciso que você me diga o que devo fazer para mudar essa situação".

Admitir ter problemas e manifestar desejo sincero de encontrar soluções já é o primeiro passo para fazer as mudanças necessárias.

Por exemplo: conheci uma família em que o pai era militar, uma pessoa autoritária que berrava o tempo todo. Ele dominava a família pelo medo.

Sempre que sentia vontade de conversar com ele, eu pensava: "Na hora em que eu falar o que penso a seu respeito, ele vai ficar muito bravo".

Quando finalmente conversamos, seu comportamento me surpreendeu. Ficou calmo, sereno e concordou com todas as minhas colocações.

Eu disse a ele: olhe, vou lhe falar sobre alguns pontos dos quais você pode não gostar. Mas eu preciso dizer-lhe isso porque você tem de entender que precisa mudar suas atitudes e melhorar a situação de sua família.

Para minha surpresa, ele aceitou tudo o que fui falando. Por fim, olhou-me, humildemente, e disse: "Eu gostaria muito que você me falasse como é que eu faço para resolver isso. Como é que eu faço para mudar?"

Ao colocar regras e limites para aquela família e chamar os pais à responsabilidade pela educação dos filhos, presenciei uma reviravolta total na situação. Aquele pai agora está rindo à toa, pois o seu desejo era que alguém organizasse a sua casa. E nem ele nem a esposa sabiam como fazer.

Naquele lar não havia diálogo e o pai, quase sempre, estava ausente. Ou ele trabalhava muito e não ficava em casa, ou ele ficava em casa, mas se omitia; ou, como chegava cansado, não queria assumir responsabilidades com as crianças. Isso era uma constante. Uma das regras que sugeri incluía maior participação dele na educação das crianças.

A mãe acabava tentando assumir, pelos dois, a autoridade com os pequenos, já que o pai não o fazia. Contudo, ela não conseguia, pois estava sobrecarregada com a dupla responsabilidade – ser pai e mãe – sobre suas costas. Ela precisava da presença do marido assumindo sua função de pai, não somente como provedor, mas como companheiro e co-educador dos filhos.

A família é como um navio: há um pilar mestre que é aquele que sustenta toda a sua estrutura. Há um primeiro comandante e um segundo comandante; ninguém é mais importante que o outro, cada um tem sua função. Na falta do primeiro comandante, é o segundo que assume, mas a responsabilidade da direção do rumo do navio é do primeiro comandante. Na família é igual: o pai é o primeiro comandante e a mãe é o segundo. Os dois têm autoridade, os dois são importantes, a função de um complementa a do outro. Por isso, a ausência de um dos dois afeta a estrutura da casa.

Quando a criança vê o pai colocar as regras, impor a disciplina na casa junto com a mãe, a reação é completamente diferente da de quando a mãe faz isso sozinha. Até a voz do homem, que é mais grossa que a da mulher, ajuda a impor essa autoridade que o homem tem por natureza.

O pai deve dar a direção para a casa. Isso deve ser feito junto com a mulher, é claro. Contudo, a fala do pai soa para os filhos de modo muito mais firme que a da mãe. O casal, porém, nem sempre sabe disso.

Minha dica: não deixe que o estresse do dia-a-dia o transforme num monstro para seus filhos, nem que o cansaço o torne omisso na educação deles! É claro que é difícil manter o equilíbrio diante de tantas responsabilidades, mas a verdade é que criar mais problemas em sua casa só vai tornar a situação ainda mais difícil para todos.

As pessoas confundem autoritarismo com autoridade. E essa é uma das causas da maioria dos problemas em família. Não é preciso ser um autoritário em casa. Pelo contrário. Autoridade não tem nada a ver com gritos ou uso da violência. A autoridade é conquistada com respeito, posicionamento, valor e determinação. As crianças reconhecem alguém com autoridade e obedecem a voz de comando.

"Invoca-me no dia da angústia; eu te livrarei, e tu me glorificarás."

Salmos 50: 15

3. *Pais angustiados*

Inevitavelmente, um pai vai ficar angustiado ao ver seus filhos sem rumo. Tomar consciência dos problemas deles, perceber seu comportamento inadequado e sua falta de respeito com os que os cercam causa muita tristeza e muita dor.

O pai angustiado sofre de ansiedade e de aflição intensas. Agoniza frente à própria manifestação de incertezas sobre a educação e o futuro dos filhos.

A angústia aparece porque os pais vêem suas crianças se tornando rebeldes e não sabem o que fazer. Toda a atitude dos filhos leva-os a pressentirem que suas crianças terão um futuro nublado e incerto.

À medida que a criança cresce, a dificuldade de impor as regras aumenta. Ela se torna cada vez mais argumentadora e fica muito mais complicado corrigir suas atitudes.

Se você não colocar limites no seu filho desde o início, quando ele chegar aos 4 anos – idade em que a criança está começando a firmar a sua personalidade –, já será um pequeno autoritário dentro de casa. É nessa época que ele se vira para você e ordena: "Eu quero... E é agora".

Em geral, é a partir desse momento que o casal decide pedir ajuda, pois se não a brecarem nesse instante, a criança terá um comportamento cada vez pior e as conseqüências serão imprevisíveis.

Havia uma família cuja casa era uma bagunça: a rotina era inexistente e o pai era totalmente ausente.

O menino ficava horas em frente ao videogame. Ninguém conseguia tirá-lo dali. Ele chorava, berrava, esperneava... E continuava em frente ao jogo.

Além disso, o garoto não dormia no próprio quarto. Havia um quarto para ele e para a irmã mais nova, mas ele dormia junto com os pais; aliás, os quatro dormiam na mesma cama.

É claro que esses pais não tinham vida de casados. Eu olhei para eles e perguntei: "Como vocês estão como marido e mulher?" E ela respondeu, meio sem jeito: "Ah, já são três ou quatro anos que a gente não tem vida de casados...". "E então?", completei, "Vocês não acham que está na hora de dar um limite a isso, tirando as crianças do quarto de vocês e colocando-as na cama delas?"

"Por que mexer nesse assunto de casal agora?", você pode estar se perguntando. O que isso tem a ver com educar os filhos?

A resposta a essa pergunta é: tudo. Se o casal não tem mais momentos a sós porque os filhos atrapalham, esse é mais um ponto de tensão no relacionamento entre pais e filhos.

A falta de intimidade gera angústia, agitação e nervosismo, o que prejudica ainda mais o entendimento entre os dois e com as crianças.

Em geral, a maior dúvida dos pais é como tirar os filhos de sua cama e colocá-los na deles.

Ora, é muito simples: tire seu filho de lá e coloque-o na própria cama. Todas as noites você deve dizer a ele: "Filho, o seu quarto é esse e a sua cama é essa. Papai e mamãe vão dormir lá e você dorme aqui".

O tempo que vai levar até a criança se acostumar depende dela. Certamente, porém, esse momento vai chegar. Por isso, é muito importante você ser perseverante.

Um fator complicador nesse processo é a falta de diálogo entre os pais, o que dificulta tomar essa decisão em conjunto. Ou, pior ainda, o pai quer tomar essa decisão e a mãe não: "Coitadinho do meu filho..."

Atenção: pais angustiados não contribuem para a educação adequada dos filhos. Suas dúvidas são sempre maiores que suas buscas por soluções para os problemas familiares.

Minha dica: coloque limites para os seus filhos desde cedo. Quanto menor a criança, mais simples é de ela se adequar ao que você está propondo. Com a criança mais nova é mais fácil. Não estou dizendo que depois é impossível fazer algo. Contudo, quanto mais idade a criança tem, mais questionadora ela é e fica mais difícil estabelecer mudanças.

Caso seu filho durma com você, faça o certo – leve-o para a cama dele quantas vezes forem necessárias, até ele se acostumar. O relacionamento do casal e a saúde psicológica de seu filho agradecerão.

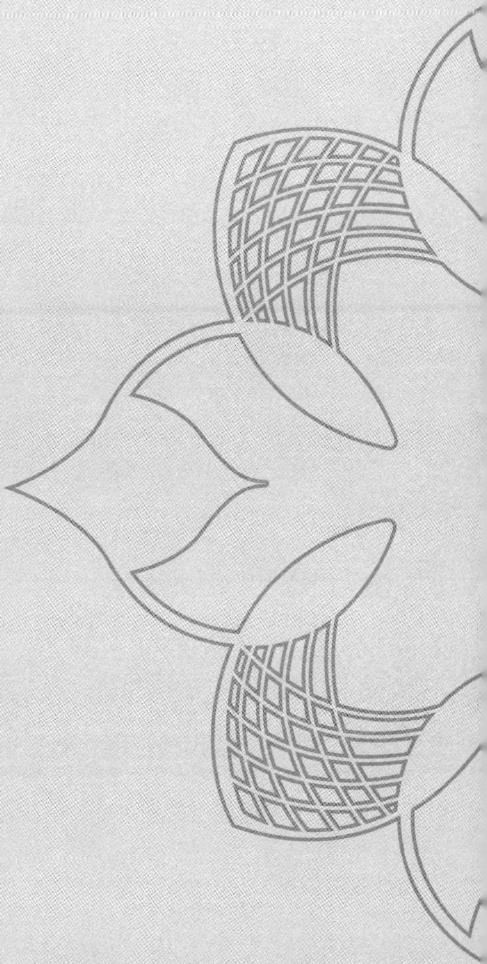

"Herança do Senhor são
os filhos; o fruto do ventre,
seu galardão."

Salmos 127: 3

4. Filhos desorientados

Deixar os filhos à vontade para fazer o que quiserem torna-os inseguros, sem rumo e infelizes.

Muito embora os pais pensem que deixar as crianças livres – sem compromissos com horários, atitudes corretas e tarefas – faz com que elas se sintam bem, mas o que ocorre é exatamente o contrário.

Se não há quem as oriente e as controle, as crianças, em geral, ficam perdidas, não sabem o que fazer. Quando isso acontece, está aberto o caminho que possivelmente levará seus filhos a tornarem-se crianças-problema.

Há duas perguntas, porém, que não querem calar: Por que um pai deixa de cumprir seus deveres de pai? Por que os pais deixam as crianças soltas, sem acompanhamento direto?

Muitos o fazem por acreditar que isso é o melhor para elas; outros, porque não sabem o que fazer com os filhos; há os que o fazem por conveniência, pois é mais fácil deixar que a empregada cuide dos filhos, por exemplo; e outros ainda o fazem por omissão pura e simples e se desobrigam da educação dos filhos.

Seja qual for o motivo da adoção desse tipo de atitude pelos pais, é bom saber que ela é extremamente prejudicial à auto-estima dos filhos. Crianças que não se dedicam a algo produtivo, organizado e regrado têm uma tendência muito maior à baixa auto-estima. E daí surgem problemas que irão afetá-las não só na infância, mas também por toda a sua vida.

Conheci um garotinho de 4 anos que fazia xixi na cama, e a mãe colocava fraldas nele. A melhor solução para esse tipo de problema é a exclusão. Você está dando líquidos para o seu filho antes de ele dormir? Ele vai ao banheiro antes de se deitar? Se as causas não forem diagnosticadas com essas perguntas, é interessante procurar um pediatra para checar se está tudo bem. Se estiver tudo normal, há grandes chances de o xixi ser uma conseqüência psicológica, como o caso desse menino.

Na casa dele não havia regras nem limites. Jogava videogame o tempo que quisesse, dormia com os pais e seu quarto era bagunçado. Depois de estabelecer uma rotina com horários definidos, arrumar o quarto de forma que se tornasse prazeroso e voltar a dormir em sua cama, o problema cessou.

Quando você deixa seus filhos à vontade, fazendo o que querem, sem controle nenhum, até mesmo aquele com menos idade percebe que está no meio de uma bagunça e que não tem orientação de ninguém, para nada. Essa situação traz sofrimento para eles.

Observo constantemente crianças tristes, que não sorriem, que parecem não ter momentos de alegria.

A solução para esses problemas não será encontrada isoladamente, e sim tratando cada um deles como parte de uma situação global. Muitas vezes, nem é preciso usar grandes métodos. É só organizar a casa, estabelecer horários, regras e fazer com que as crianças saibam quem realmente comanda.

Quando você organiza a casa, a ordenação se reflete em todas as áreas da vida familiar; quando está presente e atuante na vida de seus filhos, tudo acaba entrando nos eixos. Uma vez que você dê referenciais para a criança, descartados todos os possíveis problemas de saúde, é bem provável que ela pare de roer as unhas, de chupar chupeta e de fazer xixi na cama.

É muito importante lembrar: toda criança precisa de referenciais colocados pelos pais para crescer de modo saudável, pois tranqüilizam a criança, melhoram sua auto-estima e lhe dão segurança.

Minha dica: repare sempre na expressão de seus filhos. Caso eles transpareçam tristeza com muita freqüência, essa é uma boa indicação de que você precisa rever seu relacionamento com eles. Talvez estejam sentindo falta de referenciais seus para se desenvolverem de modo alegre e saudável. Reserve um tempo só para vocês dois, brinquem e conversem um pouco até você descobrir o que há de errado. Às vezes, a solução é mais simples do que imaginamos.

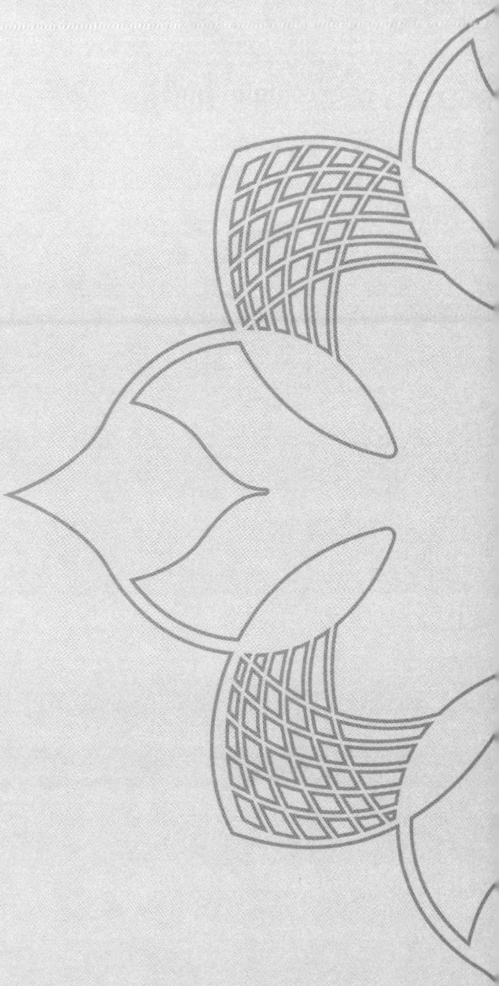

"Tortuoso é o caminho do homem carregado de culpa, mas reto, o proceder do honesto."

PROVÉRBIOS 21:8

5. *Responsabilidade, sim; culpa, não*

Os pais têm a responsabilidade de educar os filhos. Quando, porém, percebem que não estão fazendo isso corretamente, sentem-se culpados.

O sentimento de culpa é a representação do sofrimento dos pais quando, ao avaliarem o que vêm fazendo na educação de seus filhos, percebem que sua atuação não tem edificado suas crianças, pois elas estão ficando rebeldes, revoltadas e infelizes. Surge, então, a frustração por perceberem a distância entre a orientação de vida que os filhos estão aprendendo e aquela que gostariam de dar.

O maior desejo dos pais é conseguir educar os filhos do melhor. Contudo, nem sempre conseguem fazer isso. Um dos motivos que impedem a realização dessa tarefa de acordo com suas expectativas é a correria do dia-a-dia: os pais trabalham o dia inteiro, chegam estressados, com problemas corriqueiros e têm pouco tempo para ficar com os filhos. Essa situação vai alimentando cada vez mais o ciclo de culpa.

Diante desse problema, eu sempre digo ao casal que é preciso assumir *a responsabilidade* pela educação dos filhos, e não *a culpa* por não estar educando-os adequadamente. O fato é que, em maior ou menor grau, os pais sempre têm dúvidas se estão orientando corretamente suas crianças.

O sentimento de culpa por estarem longe dos filhos leva os pais a fazer tudo o que eles querem nos curtos períodos de tempo nos quais ficam juntos, a fim de minimizar a ausência. Com essa atitude os pais se esquecem de sua responsabilidade principal, que é educar os filhos, e acabam usando esse pouco tempo para mimar as crianças.

Assumir a responsabilidade pela educação de seus filhos é tomar consciência da necessidade de estar mais presente na vida deles e de lhes dar mais atenção. É saber que ser justo e coerente em suas atitudes faz uma grande diferença, que é fundamental informar-se sobre como conduzir corretamente o funcionamento do dia-a-dia em sua casa e cuidar para que o relacionamento entre todos – pai, mãe, filhos e irmãos – seja saudável e construtivo.

Você vai errar? Com certeza. Isso faz parte do aprendizado de ser pai ou mãe, do aprendizado da própria vida. Mas é melhor errar na busca pelo melhor para seus filhos do que se omitir e não assumir a sua responsabilidade na educação deles.

Uma vez corrigida, a falha não deixa prejuízos permanentes nem gera culpa nos pais sobre a orientação dada aos filhos.

Conheço muitos pais que se sentem culpados por não agirem com a responsabilidade necessária para a educação dos filhos.

- *É o pai autoritário, que grita e bate nas filhas, mas teme que elas saiam de casa na primeira oportunidade;*
- *É a mãe que superprotege o filho mais novo, tornando-se intolerante com as filhas mais velhas. Depois chora ao perceber a tristeza nos olhos das meninas;*
- *É o casal que mima ao extremo a caçula, a ponto de ela tomar conta da casa e ditar as regras para todos, de modo insuportável. Depois ficam se remoendo nos cantos porque os outros filhos sofrem com o despotismo da pequenina;*
- *São os pais que abandonam as crianças aos cuidados da empregada, mesmo que ela seja totalmente despreparada para isso.*

Depois temem que a rebeldia e a tirania dos filhos sejam indícios de que um dia eles possam se tornar marginais.

Enfim, basta observar com cuidado as famílias em que há crianças-problema e perceberemos que os pais, em algum momento, abriram mão da responsabilidade de educar os filhos. A vida, contudo, está cobrando deles, chamando-os ao compromisso por meio do sentimento de culpa.

A melhor opção ainda é a responsabilidade. Em todos os aspectos, é o mais recomendável: é melhor para a vida de seus filhos, para a harmonia da família, para o bem-estar de todos e também para a sua consciência.

Quando você participa mais da educação de seus filhos, mostra às crianças como elas são importantes. Quando procura orientar-se sobre a melhor forma de criá-los e assume a autoridade em casa, seus filhos crescem mais felizes e seguros de si. Assim, evita espaço para a culpa em sua consciência.

Minha dica: muitos pais se sentem culpados por não fazerem aquilo que deveriam na educação dos filhos. Em princípio, esse é um bom sinal: indica que eles estão conscientes da necessidade de mudanças. Contudo, o caminho é abandonar a culpa e assumir a responsabilidade de fazer direito. Ficar apenas remoendo os erros não leva a nada.

A culpa é um sinal de alerta indicando que algo precisa ser mudado em seu modo de agir com seus filhos. Assumir a responsabilidade pela educação deles é a atitude que vai provocar as mudanças necessárias.

"Quando eu era filho em companhia de meu pai, tenro e único diante de minha mãe, então ele me ensinava e me dizia: retém em teu coração as minhas palavras; guarda os meus mandamentos e vive."

PROVÉRBIOS 4: 3-4

6. *Os pais não sabem como educar os filhos e sofrem por isso*

É muito comum pais virem ao meu encontro angustiados por não saberem como educar os filhos. Sempre procuro tranqüilizá-los, mas sei que não é fácil ver suas crianças se comportarem de modo tão inadequado e preocupante.

A boa notícia que lhes dou é que nem tudo está perdido. Basta ajustar o modo como estão orientando as crianças, algo que se pode aprender. Educar os filhos é apenas uma questão de aprendizado.

Saber educar os filhos envolve algumas técnicas, é claro, e alguns tantos conhecimentos. Mas, acima de tudo, envolve amor e interesse legítimo pela sua família. Primeiramente, não se deve aplicar aos filhos exatamente o mesmo método de educação que você recebeu de seus pais. Os tempos mudaram e a realidade é outra.

Além disso, existe a contribuição de sua esposa – ou de seu marido – nessa tarefa, o que torna a situação totalmente nova. Por mais parecidos que marido e mulher sejam, a educação que tiveram foi diferente, pois vieram de famílias diferentes.

Costumo escutar frases como: "Na minha casa era assim e deu certo. Por isso, estou fazendo do mesmo jeito com meus filhos". Contudo é bom lembrar que você está casado com uma mulher que não é sua mãe, ou com um homem que não é o seu pai.

Os pais tiveram uma experiência em família diferente da que vivem hoje com seus filhos, e, lá no fundo, eles nem querem repetir o que viveram; mas não sabem como fazer diferente.

Conheci um pai de família que foi educado de maneira muito rígida e usava os mesmos moldes para educar suas filhas.

A situação na casa dele, porém, era muito diferente daquela na qual ele cresceu. Para começar, ele é pai de três filhas, ou seja, tem quatro mulheres em casa. Em sua família de origem, eram três irmãos. Isso significa que o pai dele educou apenas homens, uma situação bem distante de sua realidade.

A educação recebida do pai "aparentemente" deu certo. Seu pai não precisava nem levantar a voz, pois uma vez dadas as ordens, todos obedeciam. Contudo, esse pai com quem eu estava lidando precisava aprender que numa família com apenas um homem – o pai –, isso não dá certo.

Foi por causa do desconhecimento desse fato que começou o sofrimento da família. A atitude das meninas, a birra, principalmente da pequenina, levava os pais ao desespero.

O pai não conseguia entrar num acordo com a esposa, não havia diálogo nem colaboração da parte dela. Cada vez que havia um desentendimento, mais ele se omitia.

Seu maior medo era que, quando completassem 15 anos, suas filhas fossem embora de casa. E isso era uma ameaça real que ele teria de encarar se não mudasse o modo de se relacionar com elas.

Existem muitas outras famílias como essa, com o mesmo sofrimento, com a mesma angústia. Por isso, eu insisto para que os pais, ao educar seus filhos, não repitam os erros da educação que receberam. É preciso encontrar um novo caminho, mais adequado à realidade de sua família.

Outro ponto importante é a necessidade de resgatar os valores básicos da educação e da família, valores que comprovadamente já deram certo e funcionam em qualquer tempo, como amor, amizade, respeito, fraternidade e união. Só assim será possível ter um relacionamento bom e harmonioso.

Minha dica: procure sempre usar como referência, na educação de seus filhos, os princípios básicos de relacionamento em família. Eles afastam as dúvidas sobre como educar as crianças e evitam brigas desnecessárias.

Por melhor que seus lhes tenham educado, o que conta agora é o que vocês, marido e mulher, decidirem para o bem de suas crianças.

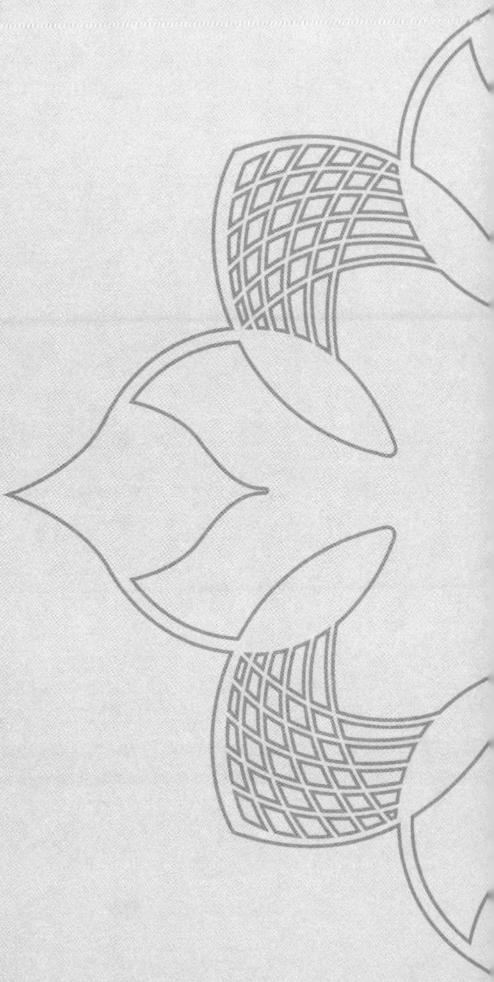

"E vós, pais, não provoqueis vossos filhos à ira, mas criai-os na disciplina e na admoestação do Senhor."

Efésios 6: 4

7. Os conflitos no relacionamento familiar

Chega um momento em que os conflitos familiares são tantos que a vida em casa parece um inferno. É hora de tomar providências urgentes.

Às vezes, ouço comentários ou presencio cenas que chegam à beira da insanidade: xingam-se constantemente, não há respeito, filhos gritam com a mãe e desmandam o pai.

É exatamente isso que é o inferno no relacionamento familiar. É o ponto extremo dos conflitos em família. É grito, é choro, é agressão física, porque a mãe e o pai perdem o controle e acabam pegando o que têm à mão, o chinelo, o cinto, para tentar impor a autoridade à base da força.

As crianças tentam se defender e acabam agredindo verbalmente os pais. Quando não xingam, falam coisas como: "Você não é minha mãe. Eu não quero você como minha mãe. Vou para a casa da minha tia; vou para a casa da minha avó". Esse tipo de fala deixa as mães enfurecidas. Então, a agressão contra as crianças se torna ainda maior.

Outro agravante é o hábito de muitos filhos dormirem com os pais. Imagine o casal que passa três ou quatro anos sem ter uma noite para dormirem juntos, sossegados! O estado de nervos deles só pode ficar muito alterado, porque, mesmo que resolvam essa falta de intimidade de outro jeito, isso traz muita tensão.

Como conseqüência, acabam criando os filhos na base do grito: "Faça porque eu mando; porque eu sou sua mãe, porque eu sou seu pai".

Conheci o caso de um garoto de 3 anos que dormia com a mãe todas as noites havia tanto tempo que nem eles mesmos sabiam dizer. Os pais já não agüentavam mais. Estavam a ponto de se agredirem, de tão tensos.

Não tive dúvida: chamei a mãe e o pai de lado e lhes disse, com firmeza: "Vocês precisam parar com isso".

É claro que não foi fácil. Levamos duas horas e meia até conseguir que o garoto entendesse e aceitasse a ordem de dormir na própria cama. Depois de ter sido colocado na cama, o menino saiu do quarto 57 vezes e foi procurar a mãe para dormir com ela.

Todas as vezes que a mãe tentava colocá-lo em sua cama, ele voltava, achando que ela estava brincando.

Então mudei a estratégia: o pai assumiu o lugar da mãe. A partir daquele momento, o pai iria colocar o menino na cama. Então, quando o garoto viu quem o estava levando para o quarto, entendeu que era a sério. Chorou um pouco, mas ficou no quarto dele e dormiu. A partir daquele dia, o menino nunca mais dormiu na cama do casal.

Esse é o inferno que existe em muitas famílias. São conflitos entre pai e mãe, entre os pais e os filhos e também conflitos entre irmãos. Essa é a mais pura realidade.

Os problemas nos relacionamentos familiares existem e precisam ser resolvidos. Caso contrário, eles tendem a crescer e a se complicar, tomando proporções descomunais. Por isso, é importante os pais procurarem ajuda quando sentirem que o problema está além de sua capacidade de entendimento e solução naquele momento.

Minha dica: quando você coloca regras e limites e assume a sua autoridade dentro de casa está dando o primeiro passo para evitar ou acabar com o inferno em família. No começo pode ser muito complicado, tanto para você quanto para seu filho. Mas não desista! Continue firme em seu propósito até romper o ciclo vicioso que normalmente já está estabelecido em sua família. Para que a mudança se concretize, o mais importante de tudo é a união do casal. Marido e mulher precisam estar apoiando um ao outro sempre, durante todo o processo. Dessa forma, tudo caminha com tranqüilidade.

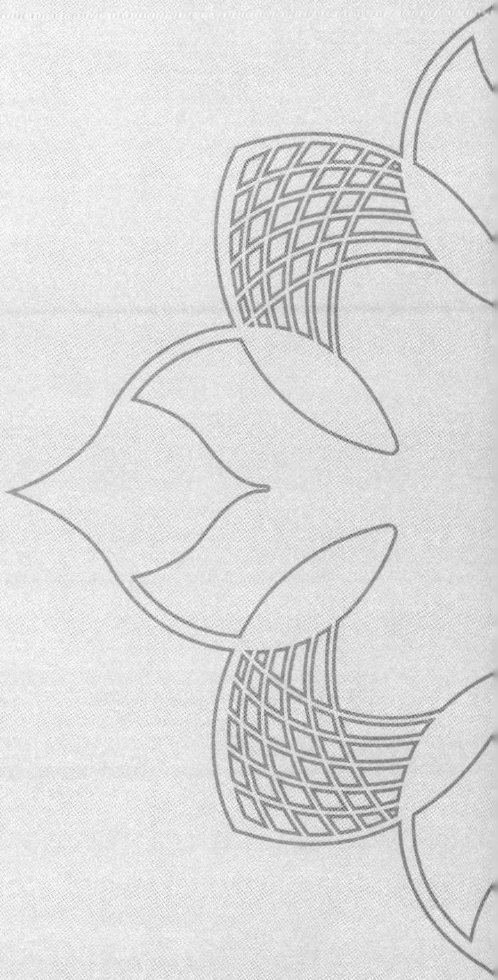

"Dá-me, filho meu, o teu coração,
e os teus olhos se agradem dos
meus caminhos."

Provérbios 23: 26

8. *O medo de os filhos se tornarem adultos infelizes*

Pais e mães se preocupam com o futuro dos filhos. E, tanto quanto possam, gostariam de torná-los adultos felizes.

Esse medo dos pais, contudo, começa na incerteza de estarem educando corretamente suas crianças. A dúvida gera preocupação e a preocupação alimenta o medo de que seus filhos se tornem adultos infelizes, mal-adaptados ao mundo, marginalizados.

Eu diria até que esse não é o maior medo dos pais, mas sim o de os filhos se tornarem marginais. Para eles, isso é mais sério que a própria infelicidade, porque não querem ver suas crianças fazendo aquilo que a juventude de hoje faz.

Contudo, a infelicidade e a rebeldia de seus filhos, enquanto ainda são pequenos, é o que mais amedronta, causando receios em relação ao futuro.

Quando vêem suas crianças infelizes e agressivas já com essa pouca idade, os pais acabam projetando o que elas poderão vir a ser daqui a alguns anos. Eles nem pensam muito na vida adulta, mas em como será a adolescência dos filhos, principalmente no que diz respeito a drogas, bebidas e agressividade.

Vendo o que está acontecendo na sociedade – e isso os preocupa muito –, tremem só de pensar que hoje são muitos os jovens e menores de idade que cometem os crimes mais assustadores nos quais se possa pensar.

Mas onde está a solução para essas preocupações? Como se tranqüilizar, ganhando a confiança de que seu filho está tendo o melhor, em termos de educação e apoio no lar, de modo a tirá-lo dessas possíveis armadilhas?

Temos de entender que a educação em casa, as amizades, a escola, as atividades e os hábitos de seus filhos formam um conjunto determinante do que ele será no futuro. Por exemplo: você precisa saber o que seu filho está assistindo na televisão, o que ele está vendo no computador e que tipo de jogos está usando no videogame.

Se você tem certeza sobre aquilo que quer para ele, precisa saber pelo que ele está sendo influenciado. Não é uma questão de controle, e sim de saúde, de coerência. Veja este exemplo:

Em uma família que conheci, um dos problemas era que as crianças não dormiam no próprio quarto, porque tinham medo de ficar ali. Dormiam com os pais, como era de se esperar.

O pai achava que um pouco era desculpa, principalmente do filho mais velho, para dormir na cama deles. Mas será que era só isso?

Os pais começaram a conversar com as crianças, observando o que assistiam na TV e com que tipo de jogos brincavam no videogame. Aproveitaram e deram ao filho mais velho algumas folhas de papel para que ele desenhasse o que tinha de tão assustador no quarto.

Adivinhe o que foi que ele desenhou? O garoto usou sete folhas de papel para desenhar os personagens dos videogames e dos programas a que ele assistia na televisão.

Para a criança, o videogame e a televisão são tão reais que ela acredita de fato na existência daqueles personagens, assim como as pessoas que assistem novela, ao encontrarem algum ator que faça parte do elenco, chamam-no pelo nome do personagem.

Para as crianças, aqueles monstros dos games e da TV fazem parte da vida delas. E são monstros horríveis, que não as deixam dormir.

Hoje, na televisão, tem-se de tudo em qualquer horário. Até nos programas para crianças existem comerciais inadequados.

Na internet, o acesso a sites pornográficos ou de conteúdo violento é tão fácil quanto apertar uma tecla. Nos videogames, jogos que simulam matanças frias e sarcásticas se proliferam em quantidade e sofisticação absurdas.

Você deve estar se perguntando: "Qual é a solução? Devo cortar tudo? É possível evitar que meu filho tenha acesso a todas essas informações?". Não, você não precisa cortar tudo. Nem teria como. Contudo, você precisa saber o que seu filho está vendo para colocar certos limites, fazer seleções e até mesmo para responder adequadamente no momento em que ele vier com alguma pergunta sobre aquilo que vê.

É esse tipo de conhecimento e envolvimento dos pais na educação dos filhos e no que eles fazem no dia-a-dia que vai determinar a forma mais segura de conduzi-los a um crescimento sadio e a um futuro promissor.

Minha dica: a falta de informação sobre aquilo que seu filho está fazendo gera não apenas a insegurança e o medo em relação ao futuro dele; gera também riscos muito sérios no que diz respeito à sua formação. Por isso, fique atento a esses detalhes e, à medida que ele for crescendo, observe também suas companhias.

Se você tem medo do que seu filho pode vir a ser, então comece a agir. Você não só ficará mais tranqüilo como também dará a seu filho maiores chances de se tornar um adulto feliz e correto.

"Honra a teu pai e a tua mãe (que é o primeiro mandamento com promessa), para que te vá bem, e sejas de longa vida sobre a terra."

EFÉSIOS 6: 2-3

9. *Relacionamento entre pais e filhos*

Infelizmente, é muito comum pais e filhos se relacionarem como se fossem estranhos vivendo na mesma casa. Essa realidade precisa mudar com urgência.

Embora nas famílias com esse tipo de problema quase sempre existam vínculos fortes de amizade e de afeto, pais e filhos parecem ter perdido a capacidade de se relacionarem, de conviverem e de se comunicarem.

A falta de diálogo cria uma tensão na família. Os pais, em geral, não procuram saber o que os filhos pensam. Apenas querem fazer prevalecer a sua vontade pela imposição: usam de artifícios como gritos, agressões físicas e coações. Não deixam brecha para a argumentação, o que causa grande revolta nas crianças, especialmente quando elas já são um pouco maiores.

No caso das crianças menores, você coloca as regras da casa – sempre explicando o porque de cada uma –, ensina-as o modo certo de agir, cobra delas o cumprimento do que foi ensinado. Conversa com elas freqüentemente e assume sua autoridade como pai.

Já com as crianças maiores, em geral depois dos 8 anos de idade, é fundamental ter diálogo aberto e franco. Valem também todas as dicas do parágrafo anterior, mas dê uma atenção especial à conversa.

É muito importante você saber como seu filho reage ao que vê acontecer em casa, às atitudes dos pais e dos irmãos.

Em geral, as crianças mais velhas não têm abertura na família para demonstrar seus sentimentos e pensamentos. Por isso, elas acabam se tornando violentas e agressivas com os irmãos ou com os próprios pais.

Como ajudar uma criança a se expressar? Observe o exemplo a seguir:

Um menino, de 12 anos, tem uma irmã de 3 anos. Além dos problemas normais de uma criança pequena, há o agravante de que o garoto sente muito ciúme da irmã, afinal, com a chegada do bebê ele, perdeu o lugar de rei da casa e não consegue conversar com os pais sobre o que está sentindo. Como conseqüência, vive provocando a menina sem que os pais percebam, tornando-a ainda mais difícil de lidar.

Os pais, então, resolveram dar ao filho uma caixa de papelão e lhe disseram que, durante o dia, escrevesse tudo o que pensava sobre os acontecimentos na família. Depois, ele deveria colocar o papel na caixa.

No final do dia, a família se reuniu e ele leu para os pais tudo o que havia escrito. Ele teve, então, a oportunidade de se expressar e os pais puderam saber o que o filho pensava, e, conseqüentemente, tiveram uma oportunidade de conversar a esse respeito.

Repetiram o processo por vários dias e o diálogo acabou se tornando um hábito entre ele e os pais. O garoto passou a sentir-se mais feliz e querido pela família e o relacionamento entre ele e a irmã melhorou muito.

Quando os pais dão abertura para a criança se expressar, ela acaba trazendo à tona suas tristezas, suas angústias, suas preocupações e seus ressentimentos. Poder falar sobre isso com os pais lhe traz um grande um alívio.

A criança escreve e, no fim do dia, a família se reúne para ela ler o que escreveu. Então, ela conversa com os pais sobre o assunto e está restabelecido o diálogo. O resultado é uma família mais entrosada, mais unida e mais feliz.

Com o tempo, esse exercício acaba se tornando um hábito gostoso, que aproxima a todos , e a caixa deixa de ser necessária.

Restabelecido o diálogo, voltam a ficar em evidência os laços de amizade, afetividade, respeito, cooperação, união e amor na família.

Minha dica: a felicidade em família é uma conseqüência do diálogo entre pais e filhos, entre pai e mãe e entre irmãos. As crianças ficam felizes porque podem falar sobre seus sentimentos com a certeza de que os pais as escutam. Assim, os pais ficam felizes por saberem o que está acontecendo com os filhos e têm a oportunidade de orientá-los de modo mais apropriado.

Saber dividir o tempo entre o trabalho e a família é muito importante. O essencial é perceber que seus filhos devem ser prioridade em sua agenda. Reserve alguns momentos do dia a eles e estimule o diálogo. É primordial que as crianças sintam a unidade familiar e saibam que podem contar com os pais. Assim, elas crescem mais seguras e felizes.

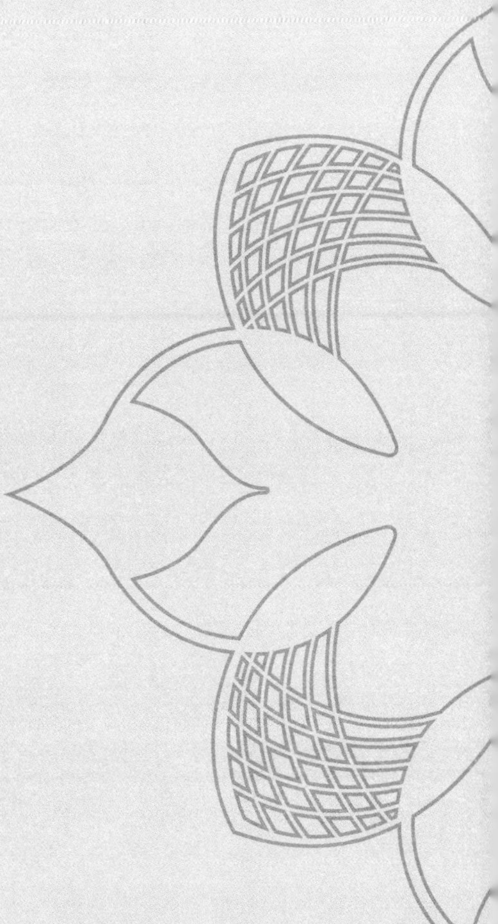

"Aquele que acha uma esposa acha
um bem e encontra
a benevolência do Senhor."

Provérbios 18: 22

10. Relacionamento entre pai e mãe

Os relacionamentos entre pai e mãe caminham muito fragilmente, apresentando carências enormes, que afetam diretamente os filhos.

Basicamente, os casais sofrem com a falta de diálogo, a ausência de cumplicidade, a inexistência de uma parceria na condução do lar e a total falta de harmonia e respeito entre marido e mulher.

É comum o relacionamento do casal esfriar após a fase da lua-de-mel, pois existem novas situações que os dois passam a enfrentar juntos e que, em geral, interferem, nem sempre de modo positivo, na vida a dois.

Com o nascimento dos filhos, a situação se agrava, pois cada um dos pais agora irá dividir sua atenção entre o cônjuge e as crianças. E, quando surgem as dúvidas e os medos em relação à educação dos pequenos, mais um ponto de tensão brota no relacionamento.

Isso tudo é parte do aprendizado da vida, e todos os problemas podem ser superados, desde que o casal se proponha a usar a amizade, o amor e os vínculos fortes que os unem para compreender um ao outro e buscar o entendimento. É necessária boa vontade para se ajustar ao novo modo de viver.

Existe uma idéia que esclarece bem essa necessidade de aprender a ser uma das metades de um casal: quando uma pessoa se casa, vai para o novo lar com uma herança educacional "x" e os hábitos "x", que aprendeu na família em que foi criada, e o seu cônjuge vai com os "y", do lado da família dele. Os dois, juntos, precisam desenvolver novos hábitos resultantes da união do "x" e do "y".

Eu não sei qual foi a sua experiência nesse sentido, mas a minha foi esta: na época em que me casei, quis impor o "x" e o meu marido quis impor o "y". Conclusão: nós acabamos tendo um início de vida de casados meio complicado. Isso durou até entendermos que não é o "x" nem o "y" que é o melhor. É uma outra solução, talvez um "z", que seria a soma das idéias dele com as minhas, o que daria uma terceira opção, gerando o entrosamento do casal.

Um amigo meu teve uma educação japonesa e a mulher dele teve educação italiana. Para o povo japonês, quando o filho está doente, o pai lhe dá comida e o deixa isolado; o doente deve ficar quietinho e descansar; ninguém pode perturbar. Para o italiano, porém, é o contrário: alguém precisa permanecer junto ao doente, fazer comida, bolo e festa para animar o enfermo.

No começo do casamento deles, quando esse meu amigo ficava doente, a esposa se aproximava e queria conversar. Ele considerava esse um ato de profundo desrespeito dela por sua doença. Quando a esposa ficava doente, ele, por sua vez, "num ato de generosidade", deixava-a quietinha. A esposa o achava omisso e desinteressado por seu bem-estar.

É fato que os dois procuravam demonstrar amor. O problema é que cada um fazia isso a seu modo, o que não se mostrou muito viável.

Eu mesma sofri muito quando me casei:

Meu marido é italiano, e mãe italiana você sabe como é, não é mesmo? Costuma mimar muito os filhos. Minha sogra tinha três homens em casa: meu marido, meu cunhado e meu sogro. Ela fazia tudo para eles. Tudo, tudo, tudo... Minha sogra não aceitava que meu marido colocasse nem um par de meias, nem uma camisa sem que ela não tivesse passado a ferro. Era preciso passar todas as peças do vestuário.

Sou argentina, meus pais são argentinos, e quando eu e meu marido nos casamos, esse costume da família dele foi motivo de um atrito terrível entre nós. Ele trabalhava o dia inteiro e eu também. Contudo, ele queria que eu passasse suas roupas, como a mãe dele fazia. Eu disse: "Primeiro, não tenho tempo; segundo, em minha casa ninguém nunca fez isso".

Isso foi motivo de muitas discussões. No começo, ele acordava uma hora antes, todos os dias, para passar as roupas que ia usar. Passado um tempo, é claro, ele não agüentou mais o ritmo e foi largando essa mania, e nós fomos nos acertando. Então, vi que isso era importante para ele e comecei a caprichar em algumas coisas e a dedicar certo tempo para cuidar mais dele.

Com esse exemplo, quero falar sobre o entrosamento dos dois. Ele vinha de um extremo e eu, provavelmente, de outro. E conseguimos chegar a um meio termo. Eu entendi a necessidade dele e lhe dei mais atenção, e ele parou com a atitude de acordar uma hora mais cedo para passar sua roupa.

Como você pode ver, é preciso que cada um aprenda a ser a metade de um casal. Ninguém vem pronto. As pessoas aprendem a ser marido ou a ser esposa. Para melhorar seu relacionamento com seu cônjuge, existem alguns pontos que merecem atenção especial:

Ter boa vontade: é o primeiro ponto para o entendimento do casal. Você só vai atingir seu objetivo caso se disponha a fazer isso.

Restabelecer o diálogo: se o casal não se comunica, não é possível haver entendimento. Vamos lá! Você sabe como conversar delicadamente com sua esposa, ou seu marido. Afinal, como foi que vocês começaram o namoro?

Estimular a amizade: alguns pontos enfraquecem quando se passa do namoro para o casamento. Mas um dos pontos que se fortalecem, quando o casal quer, é a amizade. Busquem ser também amigos no casamento. Isso gera uma força extra para continuar em frente.

Tratar-se com respeito: é um dos pontos fundamentais de qualquer relacionamento. Essa é a base que irá consolidar a sua família.

Ter cumplicidade: hoje, o que mais vemos nos lares é o individualismo, porque tudo o que está a nossa volta nos leva a "fazer as coisas sozinho": é o computador, a televisão, o videogame. E o casal acaba não tendo um tempo para si. Procure escolher atividades que possa fazer junto com sua esposa (ou com seu marido), e que gerem mais cumplicidade entre vocês.

Desenvolver uma parceria: o que mais acontece nos casais de hoje é que, quando um quer ir para um lado, o outro quer ir para o lado oposto. E nunca entram em acordo. Então, sobram acusações para todos quando algo não dá certo, especialmente em relação à educação dos filhos. Sejam mais parceiros. Conversem mais, troquem idéias, busquem soluções em conjunto.

Manifestar a concordância: isso não significa concordar com tudo o que o outro faz. É muito importante, porém, que o casal manifeste as suas concordâncias sempre, principalmente diante dos filhos. As discordâncias do casal devem ser resolvidas a sós, entre vocês dois, em particular.

Buscar a harmonia: em tudo o que fizerem, busquem a harmonia da casa, com os filhos, entre vocês, entre as atividades de cada um e as de todos no lar. A harmonia vai trazer mais paz, segurança, tranqüilidade e felicidade para a sua família.

Preservar a intimidade: reserve para vocês momentos a sós. Busquem situações e espaços em sua casa – e também fora dela – nos quais vocês possam ter sua intimidade preservada e estimulada. Os cônjuges precisam renovar constantemente esse aspecto do casamento que é só deles.

Resgatar o amor: talvez você não se lembre, mas já deve ter dito muitas vezes a frase "Eu te amo" para sua esposa, ou para seu marido. No dia-a-dia da vida de casado, acabamos deixando de lado a expressão desse sentimento. Então, vamos lá: volte a dizer que a ama, volte a ter aquelas atitudes apaixonadas, volte aos tempos de namoro. Talvez você se sinta um pouco estranho no começo, mas tenho certeza de que ambos vão adorar os resultados.

Lembre-se sempre: um casamento feliz é fundamental para a criação dos filhos.

Minha dica: um dos pontos importantes para que os filhos cresçam de modo saudável sob todos os aspectos é o relacionamento do casal. Muitos pais acabam se afastando e divergem a respeito da criação das crianças. É preciso união.

O relacionamento entre pai e mãe precisa *ser* saudável. Reserve um horário só para vocês. Pelo menos uma vez por semana, saiam juntos, só os dois, para jantar ou para um passeio qualquer. Falar sobre outros assuntos, esquecer um pouco os problemas e se curtir são atitudes essenciais para o casamento e, conseqüentemente, para a família toda.

"Oh! Como é bom e agradável viverem unidos os irmãos!"

SALMOS 133: 1

11. *Relacionamento entre irmãos*

O modo como os pais tratam os filhos define como um irmão trata o outro. Por isso, é importante não semear a discórdia entre eles.

O relacionamento entre irmãos é um assunto muito delicado. É pouco provável os pais gostarem mais de um filho que do outro, mas algumas de suas atitudes os fazem acreditar que sim.. Dessa forma, inconscientemente, estarão semeando o caos e a discórdia em família.

Em geral, o filho recebe tratamento de acordo com sua ordem de nascimento na família: se é o mais velho, o do meio ou o caçula. O caçula, quando são dois ou três filhos, acaba geralmente sendo tratado como bebê. Por isso é comum a mãe acabar prolongando o uso da chupeta, da fralda, do mamar no peito. Não vai para a escola na idade que os outros foram, porque, como é o menor, então o deixam em casa. "Mas os outros não foram para a escola com menos idade? Ah, sim... Mas esse aqui é tão pequeno!"

Eu falo isso por experiência própria, porque no caso dos meus filhos, a caçula – hoje já casada – também foi mais paparicada por mim. Nós temos uma tendência natural a acabar restringindo muitas coisas em relação ao filho caçula.

O mais velho acaba sempre sendo o mais exigido. "Não, porque você é o mais velho, você tem de respeitar, você precisa ajudar." Acaba sendo sempre o mais cobrado.

O do meio é aquele que precisa se esforçar para aparecer entre o irmão mais velho e o irmãozinho menor. Então ele acaba sendo, muitas vezes, o mais agressivo, o mais mandão, porque "ele tem de aparecer de alguma forma". "Olha, eu estou aqui; vocês estão dando atenção apenas para os outros, mas eu estou aqui no meio..."

Esse tratamento diferenciado entre os filhos acaba resultando em desajustes de comportamento e em conflitos entre os irmãos.

Eram duas gêmeas na casa. Lindas: olhos verdes, loirinhas. Eram a paixão dos pais. Tudo era feito em função delas e de acordo com o que elas queriam.

Quando as gêmeas tinham 4 anos, nasceu mais um irmãozinho, e todas as atenções dos pais se voltaram para ele.

Esquecidas pela mãe, as gêmeas passaram a brigar, a agredir uma à outra, a bater nos pais e a maltratar o bebê. A mãe, tentando proteger o filho mais novo, tornou-se cada vez mais impertinente e agressiva com as meninas.

Como conseqüência, elas também se tornaram ainda mais agressivas, mais rebeldes, pararam de comer e voltaram a fazer xixi na cama.

Quando fui procurada por eles, a mãe estava a ponto de enlouquecer. Sua casa estava totalmente abandonada, pois ela gastava a maior parte do tempo separando as brigas das gêmeas ou evitando que machucassem o bebê.

Quando a mãe – com a colaboração do pai – passou a dar a mesma atenção a cada um dos filhos, o atrito entre eles diminuiu. As meninas se acalmaram e passaram a ter um relacionamento mais saudável entre si e com o irmão e também com os pais.

Ensinaram as meninas a participar dos cuidados com o bebê e hoje os três vivem aos abraços e beijos, gostando-se de verdade. É claro que ainda continuam existindo aquelas briguinhas normais entre as irmãs, coisas que existem entre as crianças saudáveis. Mas isso não é mais causa de preocupação na família.

O relacionamento entre irmãos depende basicamente da postura dos pais ao tratar com cada um deles. Os problemas surgem quando esse tratamento leva ao ciúme, que acaba levando a agressões por parte de quem se sente preterido.

Se, por exemplo, são dois irmãos e o menor é quem chama mais a atenção dos pais, o outro o agride verbal ou fisicamente. Quando a agressão é física, fica complicado, pois bater um no outro acaba se tornando um hábito. Um irmão bate, o outro revida e vira uma guerra. Acabam se agredindo por qualquer coisa. "Ele me olhou torto, por isso eu estou batendo nele." "Ele não quis me dar o brinquedo...", e bate no outro. Nesses casos, o mais velho tem mais força e acaba levando vantagem. Isso leva os pais a intervirem a favor do menor, aumentando o ciúme do primogênito.

Para solucionar esse tipo de situação, o ideal é que os pais dêem atenção especial a cada um dos filhos. A mãe brinca com um deles, o pai brinca com o outro. Depois trocam, para que cada um se sinta único para o pai e para a mãe; é preciso dar a cada uma das crianças o sentimento de "eu sou importante".

"Neste momento, minha mãe está comigo." "Nesse momento, meu pai está comigo." "Minha mãe não fica sempre com o meu irmão." "Não é só meu pai que fica comigo."

Quando as crianças percebem que cada uma tem um tempo só seu com a mãe e um tempo só seu com o pai – para brincar, conversar ou ver televisão –, o ciúme entre os irmãos acaba diminuindo, assim como diminuem os desentendimentos entre eles.

Minha dica: quando um dos filhos se sente menos importante, faz de tudo para chamar a atenção dos pais. É por isso que, às vezes, ele faz mais birras, briga com os irmãos e não mede esforços para ser notado pelos pais. Fique atento e veja se você está tratando todos os seus filhos com o mesmo grau de atenção.

Os pais devem dedicar uma atenção especial para cada filho. Fazer cada um deles se sentir tão querido quanto os demais, tão importante quanto os demais, contribui muito para o bom relacionamento entre os irmãos.

"Filho meu, ouve o ensino de teu pai e não deixes a instrução de tua mãe."

Provérbios 1: 8

12. *Conseqüências da educação errada*

Quando os pais não educam os filhos, abrem espaço para que outros – ou algo – o façam. É aí que mora o perigo.

Uma educação errada pode ser entendida como um modo não saudável de os pais educarem os filhos, ou mesmo a omissão deles nesse sentido. Ambos os casos geram distorções na formação da criança.

Atitudes inadequadas dos pais podem causar revolta, rebeldia e comportamentos inadequados. Já a omissão abre as portas para que as crianças aprendam com a televisão, com o videogame, com os vizinhos, ou com os coleguinhas de classe. Sem ter um referencial para avaliar o que é bom e o que é ruim, tendem a absorver e a manter em seu comportamento tudo o que lhes parece agradável.

Quais são as conseqüências de uma educação errada? Existem três pontos importantes nos quais pensar: as conseqüências dessa educação enquanto os filhos ainda são crianças , na adolescência e na vida adulta.

Na infância, a partir de uma educação errada, temos crianças prepotentes, déspotas, rebeldes e irritantes, que não têm limites e não respeitam pais e irmãos. Normalmente, transformam a casa num caos, na qual tudo deve ser feito de acordo com sua vontade.

Na adolescência, como conseqüência direta de uma infância na qual eles "podiam tudo", os filhos passam a exigir que o mundo se dobre à sua vontade. E, como não é bem assim que a vida fora de casa funciona, frustrados, transformam-se em jovens revoltados, com grande propensão às drogas e aos vícios.

Na vida adulta, tornam-se pessoas despreparadas para enfrentar as dificuldades do dia-a-dia, não têm autonomia e não se ajustam a local nenhum em que tenham de seguir regras. E como viver em sociedade implica em seguir regras, acabam por se marginalizar.

Em todos esses casos, a educação errada causa angústias, frustrações, insegurança e infelicidade.

Um menino nasceu em uma família financeiramente bem colocada. Porém, os pais trabalhavam fora e não tinham tempo para ele. Deixavam-no com a empregada que, embora tivesse muito boa vontade, não era preparada para educar uma criança.

Nos momentos em que estavam em casa, seus pais, em geral, estavam envolvidos com algum tipo de atividade, cada um em seu canto. Não havia cumplicidade e entrosamento entre eles, muito menos tempo para dar atenção ao garoto.

Quando sentiam culpa por deixar o filho nesse abandono, levavam-no para passear e faziam todas as suas vontades. Somando a isso o fato de que não colocavam regras para o garoto e que a empregada não tinha como cobrar um bom comportamento dele, o menino se tornava cada dia mais birrento e mandão. Já não respeitava mais ninguém.

Na adolescência, conheceu alguns amigos não muito recomendáveis e experimentou drogas e bebidas alcoólicas. Frustrado porque nem os pais nem as pessoas que o cercavam o entendiam, tampouco o atendiam em suas exigências, definhava a cada dia e se fechava em si mesmo.

Começou a namorar e se apaixonou perdidamente, dando aos pais a esperança de que tomaria um rumo. Mas a garota o deixou, a conselho dos pais, porque "ele não representava um bom futuro para ela". O rapaz, então, afundou ainda mais na bebida.

Quando tinha um pouco mais de idade, já na vida adulta, só conseguia empregos inexpressivos e, mesmo assim, não parava em nenhum deles, por ser incapaz de seguir regras ou respeitar a autoridade de seus superiores na empresa.

Vivia desempregado, frustrado, deprimido e constantemente triste, principalmente quando lembrava do grande amor de sua vida, que o havia abandonado.

Alcoólatra irrecuperável, conforme os poucos amigos e parentes o classificavam, Ele carregou todo esse sofrimento interior até que, aos 28 anos, suicidou-se com uma overdose de drogas e álcool.

Triste, não é mesmo? E pensar que tudo começou na infância do garoto e que poderia ser diferente se os pais tivessem tido o cuidado de educá-lo corretamente, de modo a prepará-lo para a vida.

Uma educação correta começa com a disposição e a boa vontade dos pais para cuidar direito do bem-estar dos filhos. Exige a união do casal e a procura de apoio externo, se necessário. Deve ser fundamentada no amor pelos filhos, no amor entre os cônjuges e na busca da harmonia na família. É um processo que precisa – e merece – ser aprendido.

Nada é mais terrível em uma família nem dá mais trabalho e desgaste do que enfrentar as conseqüências de uma educação errada dos filhos. E nem sempre – dependendo do quanto se adie a decisão de optar por educar corretamente as crianças – é possível ter certeza do que se vai enfrentar.

Minha dica: nada deve ter mais prioridade em sua vida do que educar corretamente seus filhos. Tenha boa vontade, aprenda, informe-se, faça o que tem de ser feito. Seja presente na vida de suas crianças e procure cuidar de sua educação com carinho, amor e dedicação. Isso é infinitamente melhor do que ter de viver, junto com seus filhos, as conseqüências de tê-los educado de modo inadequado.

"Ensina a criança o caminho em que deve andar, e, ainda quando for velho, não se desviará dele."

PROVÉRBIOS 22: 6

13. Começar do começo

Desde que nascem, as crianças estão aptas a aprender sobre as rotinas da casa. Esse é o exato momento de começar a ensiná-las a respeito das regras que precisam ser obedecidas.

Quanto mais cedo você começar a ensinar disciplina, regras e limites ao seu filho, tanto melhor ele vai se adaptar à rotina da família e se ajustar de modo tranqüilo à convivência com os pais e irmãos.

"Mas, Cris, a partir de que idade eu devo colocar rotinas e regras para os meus filhos?" Esta é uma pergunta que os pais sempre me fazem. O que tenho dito a eles é: "Na verdade, vocês devem fazer isso desde que os filhos nascem".

Tratando-se de educação das crianças, "começar do começo" não é só o mais lógico, mas também o mais recomendável. A propósito, os pais precisam conversar sobre a educação do filho antes mesmo de ele nascer; é assim que começa, aos poucos, a organização da casa.

Quando a criança nasce, ela se encaixa automaticamente na rotina da família, porque cada família já tem uma rotina, esteja ela certa ou errada: levantam cedo ou levantam tarde, tomam café da manhã ou não tomam, pulam o almoço porque não estão em casa...

Há crianças, por exemplo, que trocam a noite pelo dia. Ninguém agüenta isso. Então, os próprios pais terão de aplicar um método que habitue essa criança a dormir durante a noite e ficar acordada durante o dia. Eles precisam fazer isso antes que o bebê bagunce a vida deles e fique mal-acostumado.

Começar a educação correta do filho logo após o seu nascimento vai trazer benefícios para todos, principalmente para a própria criança. A partir do momento em que os pais determinam a hora de dormir, de acordar e de mamar, por exemplo, eles já estão colocando limites no filho. Isso deve acontecer naturalmente.

Para encaixar a criança numa rotina, estabelecendo limites, é preciso que haja, por exemplo, uma rotina de mamadas, porque a cada mamada você vai acordá-la, trocar as fraldas e alimentá-la. A criança, então, vai se acostumando a esse ritmo.

No começo, o bebê mama até à noite. É necessário, quando ele é muito novo. Mas, à medida que cresce, é importante você fazer com que ele se acostume a dormir durante a noite. Nessa fase ele já estará se alimentando de um modo mais consistente e, como já existem as fraldas noturnas, não é necessário trocar a criança no meio da noite. Então as mamadas noturnas são reduzidas a talvez uma ou duas e, de preferência, sem acordar a criança.

Conheço uma pessoa que conseguiu se sair muito bem ao impor horários ao seu filho. Ela era mãe de um bebê de quase 7 meses e queria desmamá-lo. Os horários noturnos em que ela o amamentava já haviam se espaçado, mas ainda não estavam adequados. Ela o alimentava entre 23h30 e meia-noite. Os membros da família costumavam acordar às 7h, mas ele acordava sempre às 5h para mamar.

Ela resolveu então que, toda vez que ele chorasse nesse horário, lhe daria uma chupeta para acalmá-lo e às 7h, seu horário normal de se levantar, levaria a mamadeira para ele. Cerca de duas semanas depois, ele já estava condicionado à nova rotina e chorava, pontualmente, às 7h. Ela sempre comenta como valeu a pena esse sacrifício para a rotina da família e do próprio bebê.

É preciso sempre levar em conta que, embora a criança nasça com uma carga genética que define algumas de suas características que precisam ser respeitadas, ela não sabe nada sobre dia ou noite nem sobre de quem é a autoridade. Então, qual é o problema de ensinar a ela sobre isso, mesmo que ainda seja um bebê?

Quando fica com pena ou com medo de disciplinar uma criança, você não está reconhecendo a autoridade que tem. Isso vai gerar problemas muito sérios no futuro dela. A pena não edifica e não ajuda seu filho a crescer.

Por isso, deixe de lado as desculpas e comece agora mesmo a educar seu filho da maneira correta. Não espere até ele completar 2 anos para começar a impor-lhe limites. Se seu filho ainda é um bebê, ótimo. Você tem a chance de começar a fazer certo desde o começo.

Minha dica: se seu filho recém-nascido troca o dia pela noite, não tem hora para mamar e pede sua atenção a todo momento, é tempo de parar para ver quais limites precisa dar a ele. Quanto antes ele aprender sobre limites e regras, melhor para todos.

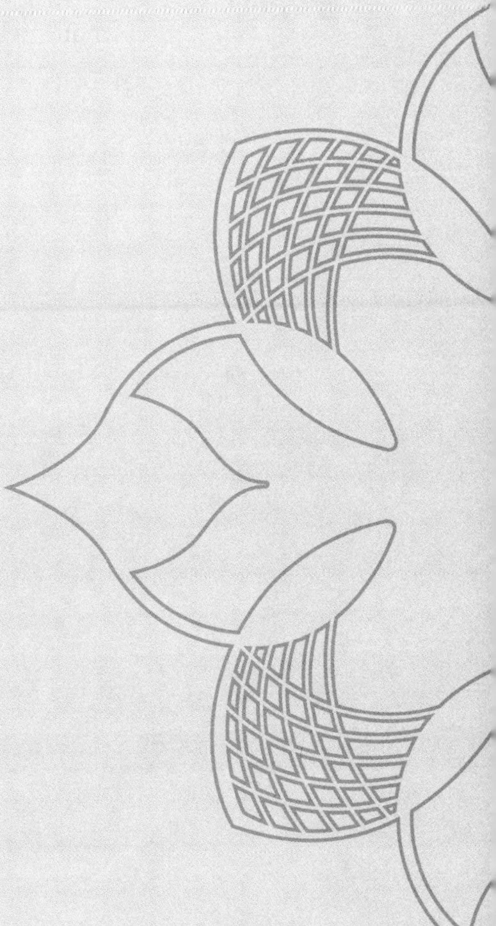

"Com toda a humildade e mansidão, com paciência, suportando-vos uns aos outros em amor, esforçai-vos diligentemente para preservar a unidade do Espírito no vínculo da paz."

Efésios 4: 2-3

14. *Alinhar expectativas e objetivos dos pais*

Os pais precisam entrar num acordo sobre a educação dos filhos. Eles devem conversar sobre isso.

Alinhar expectativas para educar os filhos significa que o marido e a mulher devem caminhar na mesma direção quando se trata de orientar as crianças. Se os pais optarem por fazer um "cabo de guerra", no qual cada um puxa para um lado, medindo forças, os filhos não saberão para que lado ir.

A falta de diálogo é um dos principais complicadores no relacionamento dos casais, e isso inclui tudo o que diz respeito à educação dos filhos. Sem diálogo, não há acordo.

O que vemos, em geral, é que existe muita crítica e troca de acusações entre pai e mãe, com poucas chances de se chegar a meios-termos, a acordos sobre o que é melhor para as crianças. Essa infeliz realidade precisa mudar.

Para tanto, é preciso que marido e mulher expressem seus sentimentos. Minha sugestão é que os dois escrevam o que pensam em relação ao outro. Deixem claras as críticas existentes na relação.

Em seguida, devem sentar-se para uma conversa franca, na qual cada um falará sobre o que escreveu. Os dois precisam ter o direito de se explicar frente às críticas recebidas.

Seria bom haver um moderador para essa conversa, mas mesmo que essa figura não exista, é preciso que o casal entre em consenso sobre a educação dos filhos, partindo das opiniões diferentes de cada um. Um lembrete: se necessário, coloquem regras para os dois em prol da harmonia e do bom senso.

O acordo entre os pais na educação dos filhos precisa existir em todos os pormenores, mesmo nos aparentemente mais triviais.

Quando me casei, por exemplo, meu marido não comia determinados tipos de alimentos que eu comia normalmente e dos quais gostava. Nós, então, entramos num acordo sobre as refeições para evitar que nossos gostos diferentes gerassem conflitos na educação alimentar das crianças.

Também conversamos sobre outros alimentos que ele dizia não gostar, mas que nunca havia provado. Nesses casos, ele se propôs a experimentá-los e, aos poucos, passou a apreciá-los, ou pelo menos a consumi-los a cada refeição, para que nossos filhos pudessem ter uma referência alimentar saudável.

Isso tudo foi conversado entre nós e levado a um acordo, para que pudéssemos educar corretamente as crianças.

Em situações simples como essas, o entendimento dos pais faz uma diferença fundamental para a educação saudável dos filhos. Mas existem também outras situações, mais complicadas, que exigem a sintonia do casal, como nos casos de desvios na conduta das crianças dentro da família.

É muito importante que haja apenas um referencial positivo entre o pai e a mãe e, no caso da presença de outros adultos na casa, eles não devem interferir no que os pais determinam.

Os avós, por exemplo, precisam saber que os pais são os responsáveis por ditar as regras para as crianças e que elas devem ser seguidas. É preciso entrar em um acordo com eles também sobre isso para que haja uniformidade no modo de agir de todos.

Babás e empregadas também requerem atenção. Elas, em geral, não têm preparo psicológico para cuidar de crianças. Por isso, você deve estabelecer as regras para elas ficarem com seus filhos, e acompanhar e exigir que sejam cumpridas.

Lembre-se: sempre devem ser os pais a conversar, escolher, decidir sobre o modo de orientar os filhos. É preciso que lidem com as diferenças e entrem num consenso para não haver confusão na educação das crianças. Depois que chegam a um acordo, é interessante registrar por escrito as decisões, até que se tornem hábito.

Minha dica: os valores para a família precisam estar bem claros primeiramente para os pais. Pai e mãe não podem dizer uma coisa e fazer outra. Não podem dar abertura para os filhos questionarem a correção de seus atos. Precisam, primordialmente, agir de comum acordo.

Em seguida, devem passar essa orientação, também de modo claro, para as crianças.

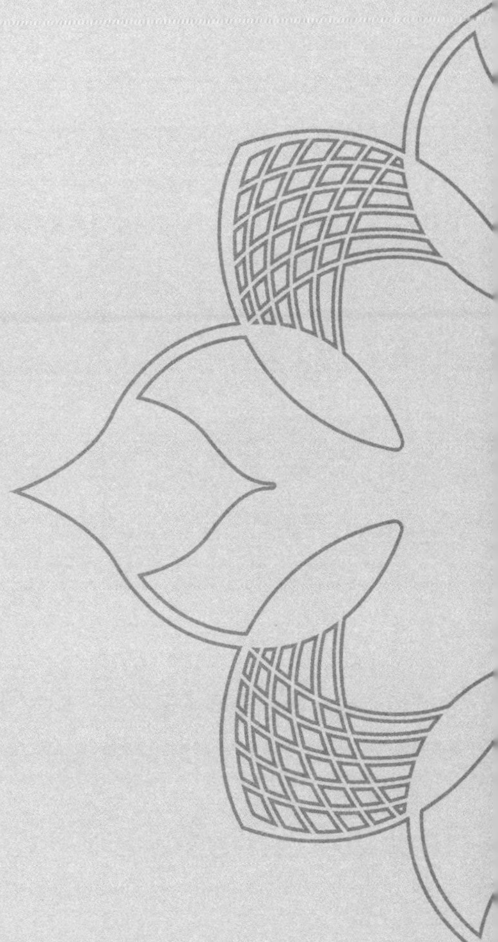

"Filho meu, não rejeites a disciplina do Senhor, nem te enfades da sua repreensão, porque o Senhor repreende a quem ama, assim como o pai, ao filho a quem quer bem."

PROVÉRBIOS 3: 11-12

15. *Desenvolver voz de autoridade*

O pai precisa ter voz de comando ao lidar com os filhos e seu modo de falar deve ser firme e objetivo, a fim de demonstrar sua autoridade.

Quando se fala em voz de autoridade, a primeira idéia que se tem é de algo imposto de modo duro, severo, muitas vezes até cruel. Mas, na realidade, saber usar adequadamente a voz de comando significa apenas inspirar respeito e segurança.

Embora a voz de autoridade deva ser forte, isso não significa que ela deve ser em tom alto, como se o pai estivesse gritando; ela precisa impor respeito, mas nunca causar medo; necessita ser clara, sem ser agressiva; deve sempre impor uma condição, mas dando ao mesmo tempo subsídios para que ela seja cumprida; precisa ser firme, porém carregada de muito amor.

Um filho deve reconhecer no pai a figura de chefe de família. Isso lhe dará, futuramente, segurança e certeza ao tomar qualquer decisão ao longo de sua vida. É uma das funções básicas do pai assumir claramente sua autoridade, impondo regras e limites e fazendo com que sejam cumpridos, cobrando-os com firmeza.

Quando o pai não assume esse papel, os filhos ficam perdidos e apresentam diversos desvios de comportamento. Muitas vezes, por causa da ausência do pai, a mãe toma a frente da casa, o que agrava ainda mais os problemas dos filhos, pois eles vêem de modo distorcido a imagem dos pais e suas funções na família.

Conheço um pai que era totalmente ausente em relação à sua autoridade no cotidiano familiar. Ele estava presente em casa, mas não assumia seu papel de chefe de família. Nem mesmo a sua voz contribuía para que as crianças o respeitassem: era débil, sem vida e sem força.

A mãe assumiu a autoridade da casa, dava as broncas, tomava as iniciativas, conduzia tudo. Como os filhos a desafiavam, ela gritava muito e, estressada com as provocações, acabava batendo nas crianças.

Fiz um trabalho em conjunto com o pai e a mãe, corrigindo alguns desvios em suas posturas na família. Foi imprescindível tam-

bém lidar cuidadosamente com a questão da voz de autoridade. A mulher foi orientada e treinada a baixar a sua voz, ao passo que o marido precisou trabalhar a impostação e a firmeza de seu modo de falar. Um bom exercício foi o de encenar histórias para as crianças, principalmente as que tinham personagem forte como o Lobo Mau, do conto Os Três Porquinhos.

Dessa maneira, foram restabelecidos os referenciais para as crianças. Elas passaram a ver no pai a autoridade da casa e mudaram radicalmente de comportamento com relação a ele e à mãe.

Muitos casos de desrespeito à autoridade do pai são resolvidos com o desenvolvimento de sua voz de autoridade. Quando ele usa a firmeza para dizer algo aos filhos, isso em geral dispensa outro tipo de intervenção.

Assim, para que os filhos respeitem a colocação de regras e limites na casa, é muito importante que o pai esteja à frente dessa tarefa. Dessa forma, evitam-se os problemas de abuso de liberdade por parte das crianças.

Minha dica: a mãe não deve tentar assumir toda a autoridade na casa, a não ser em casos excepcionais, mas ainda assim sendo devidamente orientada. Quando o pai não assume a autoridade no lar, o melhor caminho ainda é tentar resolver a situação com o diálogo entre o casal.

Desenvolver voz de comando é fundamental para que o pai se faça respeitar pelos filhos. É uma questão de postura relativa à sua autoridade na casa.

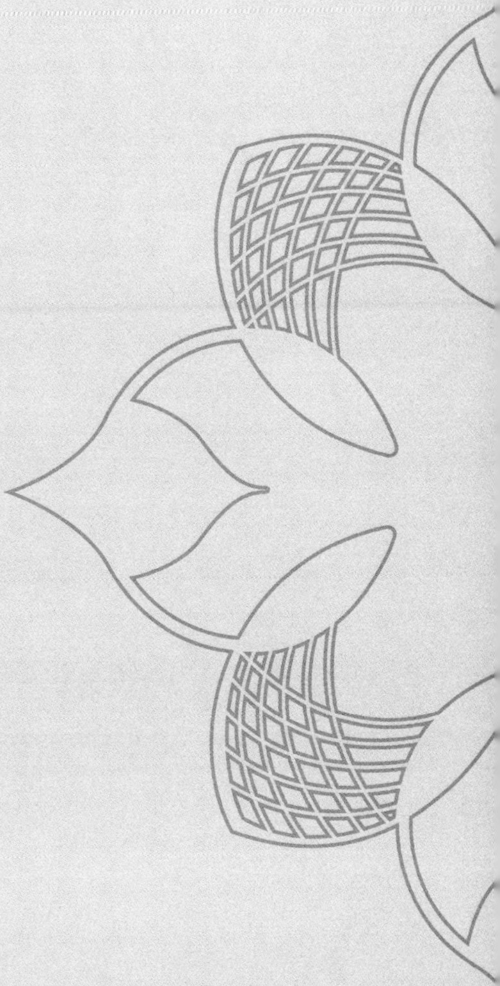

"Ouvi, filhos, a instrução do Pai, e estai atentos para conhecerdes o entendimento; porque vos dou boa doutrina; não deixeis o meu ensino."

PROVÉRBIOS 4: 1-2

16. Pai e mãe devem exercer a própria autoridade

Os pais têm autoridade natural sobre os filhos, autoridade essa que acompanha o amor que sentem por eles. Mas precisam aprender a exercê-la de modo consciente e construtivo.

Exercer a autoridade não tem nada a ver com imposições sem sentido nem com tentativas de fazer-se respeitar pela força. Quando você exerce a autoridade com seus filhos, faz isso por amor a eles, acima de qualquer outra razão.

A criança precisa de alguém que cuide dela. Essa é a primeira função dos pais. Por isso, eu sempre digo que amor e limites precisam andar juntos. Com esse ato de se entregar amorosamente a cuidar dos filhos, os pais levam a idéia de limites que a criança precisa aprender. Se não for assim, a criança simplesmente perceberá o seu autoritarismo e não vai dar a mínima importância ao pedido do pai. É isso que os pais precisam entender para poder educar direito suas crianças.

Quando um dos meus netos tinha 14 meses, descobriu que conseguia apertar botões e que sempre que fazia isso alguma coisa acontecia: a televisão ligava, o aparelho de som começava a tocar, e assim por diante.

Os pais o ensinavam os limites, quais botões ele podia e quais ele não podia apertar, quando podia apertar e quando não, além de outros. Estavam exercendo sua autoridade sobre a criança e o faziam com amor.

É interessante, porém, perceber como a criança testa esses limites. Quando meu netinho ia à minha casa, ele percorria a sala toda com o dedinho levantado, pronto para apertar botões.

Quando dizíamos a ele "não", de um modo amoroso, exatamente como ele aprendeu com os pais, ele dava um sorriso maroto e desistia de suas pretensões.

A criança testa os limites de um modo instintivo, natural. Ela só aceita esses limites sem mágoas quando os pais exercem corretamente sua autoridade.

Os pais precisam entender que possuem autoridade sobre os filhos, mas também precisam ter cuidado ao exercer essa autoridade, pois ela tem de ser exercida de modo correto.

Pense numa autoridade, alguém que você reconheça como tal, aquela pessoa que você respeita muito. Repare que ela não se impõe pela força e geralmente tem uma atitude de servir quem está abaixo dela, sempre buscando ver quais são as necessidades dos outros a fim de supri-las, preocupando-se com o próximo.

A primeira coisa que os pais fazem quando a criança nasce é servi-la: trocar fraldas, dar de mamar, dar banho... O ser humano recém-nascido é o animal mais dependente que existe no mundo. Depende dos pais para tudo.

Então, essa atitude de serviço dos pais tem a ver com o próprio estabelecimento de sua autoridade. É assim que os filhos a reconhecem, de modo natural e tranqüilo.

Minha dica: cuidar dos filhos com amor também é ensinar a eles que a sua autoridade precisa ser respeitada para o próprio bem deles. Dessa forma, seus filhos não se rebelarão nem ficarão ressentidos.

"Filho meu, não te esqueças dos meus ensinamentos, e o teu coração guarde os meus mandamentos porque eles aumentarão os teus dias e te acrescentarão anos de vida e paz."

PROVÉRBIOS 3: 1-2

17. A importância dos valores para discernir o bom do ruim

Para seu filho poder discernir o bom do ruim, ele precisa saber o que é bom e o que é ruim. Por isso, é necessário que você lhe ensine os valores desde cedo.

Os valores de uma pessoa são as qualidades pelas quais ela é reconhecida e aceita nos ambientes em que vive. É com base neles que ela toma suas decisões.

É óbvio que esses valores podem variar muito, dependendo das pessoas, da sociedade e da cultura. Entretanto, os pais devem ensinar aos filhos aqueles nos quais eles acreditam e que são aceitos no grupo social em que vivem.

Existem valores básicos, aceitos praticamente por todos, como não mentir, não roubar, não matar e respeitar o próximo. Contudo, nem sempre os pais os deixam claros para seus filhos.

Um caso bastante típico de falta de clareza de valores para a criança, que acabam por levá-las a atitudes inadequadas, são aqueles pequenos "furtos" que muitos pais cometem em supermercados.

Todos nós sabemos do que estamos falando: trocar as etiquetas dos produtos, comer uma fruta, um iogurte, um doce dentro do supermercado e não pagar por isso, tirar um produto do freezer e depois, ao desistir dele, abandoná-lo em qualquer prateleira. Todos esses "pequenos" casos também são considerados furtos.

Isso sem contar aqueles atos de furto propriamente dito, em que os pais escondem algum produto em um bolso, ou na bolsa, para não pagar por eles.

O pior é que, muitas vezes, eles estão com os filhos ao lado, presenciando a cena.

Para a criança, pode ficar gravada na mente uma mensagem do tipo: "Roubar coisas pequenas pode. Só não pode roubar coisas grandes". Essa é uma completa distorção do valor "não roubar", que irá influenciar seu discernimento a respeito do que é bom e do que é ruim.

Enfim, existem diversas situações nas quais as atitudes dos pais influenciam de maneira negativa a formação da criança quanto aos valores que ela precisa incorporar em sua personalidade.

Uma educação com valores sólidos é muito importante para seu filho, e a escola pode exercer um papel de extrema importância e ser uma grande auxiliar dos pais nesse sentido.

Minha dica: pondere sempre sobre o que você realmente quer ensinar a seus filhos e lhes dê bons exemplos. Nunca haja de modo contraditório àquilo que ensina a eles.

Não existe pequeno delito nem meio delito quando o que está em jogo é a educação de seu filho. Se você deixa dúvidas quanto a seus valores, é isso que realmente conta para as crianças.

"Aprendei de mim, porque sou
manso e humilde de coração; e
achareis descanso para a vossa
alma."

Mateus 11: 29

18. Os pais precisam ser referencial positivo

As crianças têm em casa o seu primeiro e mais importante referencial de comportamento. Os ensinamentos e exemplos de pai e mãe são as bases nas quais elas vão se apoiar ao tomar uma decisão durante toda a sua vida.

Se os pais têm comportamento inadequado, os filhos, por conseqüência, farão o mesmo. Se os pais mentem, xingam, batem, brigam e são desorganizados, as crianças vão seguir o exemplo.

Pior ainda é o caso de pais que dizem uma coisa – em especial para os filhos – e fazem outra. Isso gera uma confusão na mente das crianças que acaba estimulando comportamentos deturpados ao longo de sua vida.

Imagine um pai que viva pregando para os filhos que não se deve mentir. No dia em que bate um cobrador à sua porta, ele é o primeiro a mandar o filho dizer: "que o pai não está".

Como fica essa situação na cabeça da criança? Pode ou não pode mentir?

Conheci uma família em que o problema da mentira era generalizado. Todos mentiam, tanto em relação a fatos sem importância quanto aos mais comprometedores.

Foi um caso bastante curioso, pois eu, na intenção de ajudá-los, sugeri como princípio básico da família: "Não pode mentir". A regra valia para todos.

Certo dia, o menino pegou a mãe mentindo. Ele não teve dúvida e a advertiu, dizendo: "Mamãe, qual foi o combinado? Você mentiu... Esta é a primeira advertência que estou dando. Que isso não se repita, hein!"

Quando você ensina corretamente a criança, ela se torna bastante crítica em relação àquilo que aprendeu e irá verificar se você também está cumprindo seu ensinamento. Por isso, para educar bem o seu filho, é preciso ter coerência entre o que fala e o que faz. Isso é educar com responsabilidade.

Quando seu filho observa a incoerência de seu comportamento, ele ou o confronta quanto àquilo que você está fazendo de errado ou ele o desautoriza totalmente. Nos dois casos, a sua palavra perde força e respeito diante dele.

Minha dica: procure ter bem claros em sua mente quais são os seus valores. Elimine aqueles que são inadequados e conserve somente os nobres. Depois, mantenha-se firme a eles, principalmente quando se tratar de passá-los para seus filhos.

Suas ações são os melhores exemplos para o seu filho do que se deve ou não fazer.

"No caminho da sabedoria, te ensinei e pelas veredas da retidão te fiz andar."

PROVÉRBIOS 4: 11

19. Estabelecer uma rotina por escrito

Regras e rotinas são criadas para serem cumpridas. Afinal, esse é o motivo pelo qual elas são criadas. As regras devem ser claras e objetivas e, de preferência, estar expostas por escrito, para que não deixem dúvidas sobre seu conteúdo e para serem uma referência visual na casa. Essa é uma forma de garantir que ninguém diga: "Ah, mas eu não sabia!".

Por exemplo: num dia em que o pai chega em casa de mau humor, ele cobra da criança o cumprimento das regras de modo brusco e exagerado. Quando, porém, ele chega relaxado e tranqüilo, simplesmente esquece que as regras existem e não cobra dos filhos o que é preciso.

Para que isso não ocorra, é preciso ficar evidente que regra é regra e que todas elas precisam estar visíveis, para o pai ter consistência e saber quais são os limites. Caso contrário, a criança ficará insegura.

Quando alguém quebra uma regra, o outro tem o direito e o dever de levá-lo até essas regras escritas e dizer: "O que está escrito aqui?... Você quebrou esta regra". Em seguida, faz-se uma advertência ou aplica-se a disciplina, caso a pessoa seja reincidente no erro.

Esse é um método bastante funcional, pois, ao ser aplicado, torna possível deixar explícitas todas as regras e, posteriormente, fica mais fácil cobrá-las de todos.

Da mesma forma, se a rotina da casa estiver registrada por escrito não há como dar desculpas por não cumpri-la. Dessa maneira, o dia-a-dia da casa fica mais organizado, criando espaço para um convívio mais harmônico na família.

Minha dica: rotinas e regras são importantes demais para ficarem apenas na mente das pessoas da casa ou escondidas na gaveta. Escreva-as em um cartaz e cole-o num lugar bem visível.

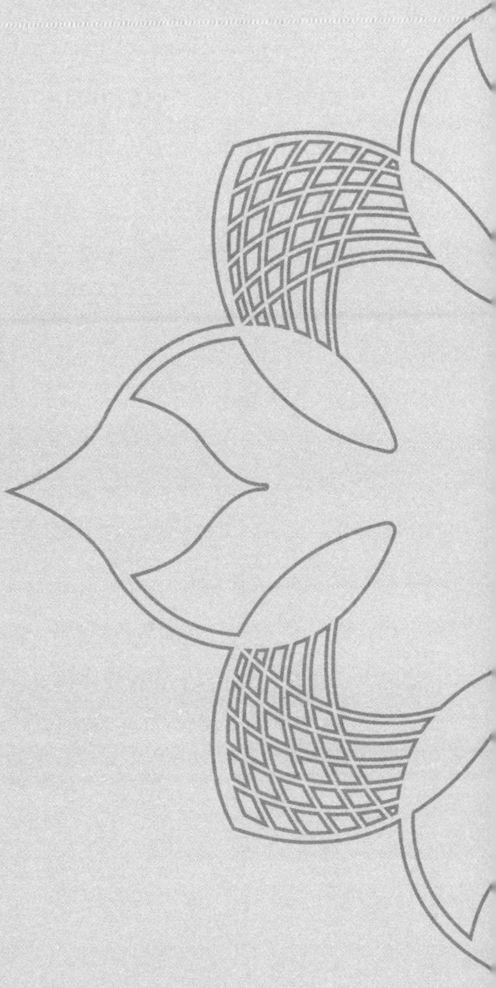

"Filho meu, guarda as minhas
palavras e conserva dentro
de ti os meus mandamentos.
Guarda os meus mandamentos
e vive; e a minha lei, como a
menina dos teus olhos."

Provérbios 7: 1-2

20. *Deixe claras as regras e os limites*

Seus filhos só seguirão as regras se entenderem o motivo delas. Do mesmo modo, só respeitarão os limites que conhecerem. Caso contrário, farão tudo a seu modo.

Por meio de regras claras e bem estabelecidas em sua casa, seu filho saberá exatamente qual é a forma correta de falar, de pensar, de raciocinar e de agir em cada caso. Isso dará a ele segurança e tranqüilidade. Ter limites bem definidos fará com que seu filho saiba até que ponto pode ir, e isso lhe dará responsabilidade e caráter.

Por isso, você, como pai, tem a responsabilidade e o dever de traçar as regras e os limites de sua casa no intuito de que seus filhos vivam melhor e cresçam de modo mais saudável.

Assim, é preciso entender: há uma grande diferença entre criança "ativa" e criança "mal-educada". Crianças precisam ter vivacidade, devem brincar, perguntar e até mesmo fazer bagunça. O problema surge quando essas atitudes passam dos limites, quando seu filho não respeita aquilo que você considera o mais correto para ele.

Os pais têm o dever de educar os filhos. Isso significa, inicialmente, impor as regras essenciais ao seu bom convívio em casa e, em seguida, na sociedade como um todo. Estabelecer horários e agir de modo que deixe claro para as crianças a existência de autoridade e de limites dentro de casa ajuda a desenvolver elementos fundamentais na formação do caráter de seus filhos.

O problema mais comum é que, atualmente, os pais não sabem assumir essa autoridade. Isso, de fato, me dá um aperto no coração. As crianças não têm mais limites e toda criança sem limites se torna rebelde e cheia de caprichos, achando que o mundo "sempre lhe deve algo". Esse tipo de comportamento tem grande chance de transformá-la em um adulto autoritário, dominador, frustrado e infeliz.

Outro dia eu estava num supermercado e, por acaso, presenciei uma cena entre uma mãe e seu filho de aproximadamente 5 anos. Quando passavam pela seção de brinquedos, o garoto se atirou ao chão, esperneando e gritando, quando a mãe lhe disse que ele não poderia levar para casa o carrinho que escolhera na prateleira.

Depois de alguns minutos de repreensões e "nãos" sem autoridade alguma, a mãe, percebendo que estavam sendo observados por vários clientes do supermercado, disse a famosa frase: "Está bem, está bem! Mas apenas desta vez, hein?". E o garoto saiu da loja carregando o brinquedo, todo triunfante e feliz, pelo menos até o próximo espetáculo que resolver dar, ao encontrar um outro desejo que queira ver satisfeito e alguém lhe diga "não".

Cada caso é um caso, porém procuro sempre pregar a disciplina. A criança precisa receber regras claras e objetivas, que premiam a boa conduta e disciplinam a má, sem gritos nem agressões; apenas fazendo com que as regras sejam respeitadas.

Existe uma diferença entre castigo e disciplina. Castigo é punição, agressão, enquanto disciplina é ensino. Educar é transmitir vida.

Fazer ameaças às crianças também não resolve, pois nem sempre os pais as cumprem, o que acaba ocasionando perda de autoridade. É necessário, acima de tudo, expor claramente as regras do jogo para seus filhos e usar sua autoridade para fazer com que elas sejam cumpridas.

Mas, atenção: como eu já disse, assumir a autoridade não tem nada a ver com gritos ou uso de violência. Não é esse o caminho para educar. É preciso ser firme no momento de mostrar os limites às crianças, mas também ser amoroso na hora certa para que eles saibam que as regras lhe estão sendo impostas porque você as ama. Toda criança pode entender qualquer explicação se você se abaixar ao nível dela e falar olhando em seus olhinhos.

Sou contra castigos e repito: ensinar disciplina é essencial. As crianças devem saber que as regras precisam ser cumpridas e o motivo dessa necessidade.

Minha dica: crie horários para as brincadeiras, os passeios e as tarefas da escola, por exemplo. Faça um desenho numa cartolina e explique ao seu filho como será a rotina da casa. Quando ele quiser algo fora do horário, mostre-lhe o cartaz e recorde o combinado. Assim você o estará ensinando a ter disciplina e, principalmente, que os limites existem e devem ser respeitados. A mudança de comportamento será percebida em pouquíssimo tempo!

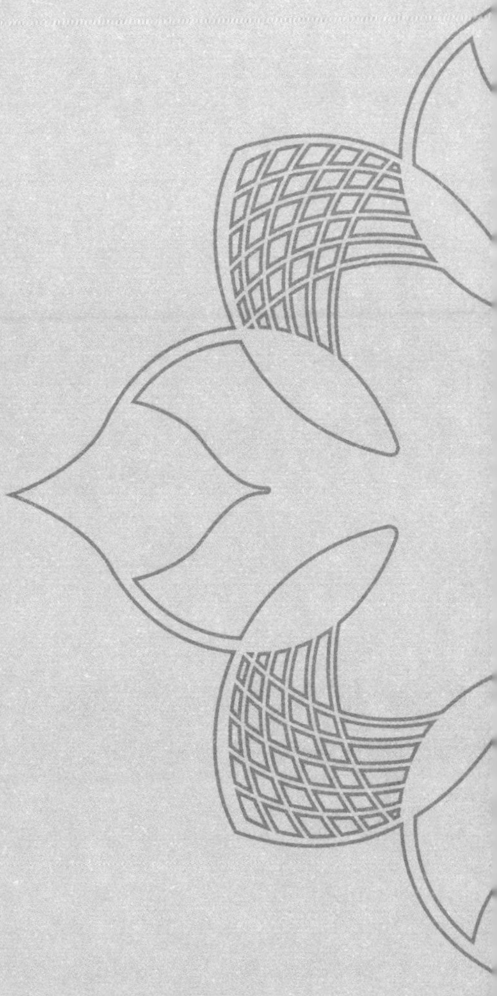

"O ódio excita contendas,
mas o amor cobre todas as
transgressões."

PROVÉRBIOS 10: 12

21. *Tempo: qualidade* versus *quantidade*

Os pais freqüentemente se queixam da falta de tempo para cuidar dos filhos. Mas são poucos os que conseguem aproveitá-lo adequadamente quando têm chance.

Ter tempo de qualidade com seu filho significa estar realmente presente ao lado dele quando você tem essa oportunidade. Não adianta somente a presença física. É preciso estar ali de corpo, mente e alma. É preciso que, naquele momento, seu filho se sinta a pessoa mais importante do mundo para você.

É fundamental entender que a qualidade do tempo que você passa com seu filho é mais importante do que a quantidade de tempo disponível.

Um caso crítico no relacionamento com as crianças é o da mãe que trabalha fora e fica pouco tempo em casa. No pouco tempo que está no lar, não fica com as crianças porque tem uma lista de pendências a resolver. Como conseqüência, sente-se extremamente culpada.

Eu sempre digo que não importa o quanto ela fica em casa. O importante é ter um tempo para ficar com os filhos.

Por isso, é fundamental haver horários para as crianças irem para a cama, pois, dessa forma, ela pode reservar algumas horas com eles e, depois que dormirem, ainda terá um tempo com o marido, para conversar, acertar coisas do dia-a-dia, namorar. Enfim, poderá ter um tempo de qualidade também para o casal.

Por outro lado, muitas vezes a mulher não trabalha fora, mas também não tem tempo de qualidade com os filhos. Ter tempo de qualidade é estar disponível para brincar com eles. No caso da menina que ainda não vai para a escola porque é pequena, você pode envolvê-la naquilo que está fazendo.

Se você vai preparar o almoço, compre um fogãozinho de brinquedo, com panelinhas. Coloque-o na cozinha, junto com as bonecas, e, enquanto cuida do almoço, convide sua filha a fazer a comida das bonecas. Isso é excelente porque, além de brincar com ela, você estará despertando seu interesse para uma atividade que, provavelmente, ela executará quando adulta. Ao mesmo tempo em que ocupa sua filha, você tem um tempo de qualidade com ela.

Depois, quando você for pôr a mesa para a refeição, dê copos de plástico e guardanapos para sua filha e a estimule a colocar a mesa para as bonecas. É muito melhor do que ficar dando bronca na criança por ela estar atrapalhando enquanto você está ocupada.

Muitos pais insistem em atitudes para "compensar" sua falta de tempo com os filhos. Esse tipo de comportamento gera mais problemas do que satisfação para as crianças.

Certa vez conheci uma família na qual a mãe trazia brinquedos e doces para os filhos todos os dias. Como ela saia cedo para trabalhar e voltava muito tarde, não tinha tempo para ficar com as crianças e tentava compensar isso com presentes.

Essa atitude, além de não suprir a necessidade dos filhos de estarem com ela, acabou gerando uma distorção muito séria no comportamento das crianças.

Eles se acostumaram de tal modo que, quando, por uma razão qualquer, a mãe não trazia algo para eles, os filhos choravam, esperneavam, faziam birra, xingavam-na e batiam nela.

O caso foi resolvido por meio da criação de atividades curtas, como a leitura de um livro ou assistir um vídeo de desenho animado, nas quais mãe e filhos pudessem participar juntos, antes de as crianças irem para a cama.

Quero reforçar a idéia de que ter tempo de qualidade com seus filhos independe da quantidade de tempo de que você dispõe, mas sim de que forma você irá utilizá-lo. É fundamental separar um tempo de qualidade para nossos filhos, para o parceiro, e para nós mesmos. Caso contrário, o estresse acaba tomando conta da nossa vida.

Minha dica: tome muito cuidado quando você tem pouco tempo para ficar com seus filhos. Em geral, nesses casos, os pais não sabem dizer "não", e acabam deixando as crianças mal-acostumadas. Lembre-se de que a educação delas é parte importante desse tempo de qualidade que você passa com elas.

Um filho pequeno disse ao pai: "Pai, guardei minha mesada do mês passado todinha. Será que é suficiente para comprar uma hora sua, para você passar inteirinha somente comigo?" Pense sobre isso.

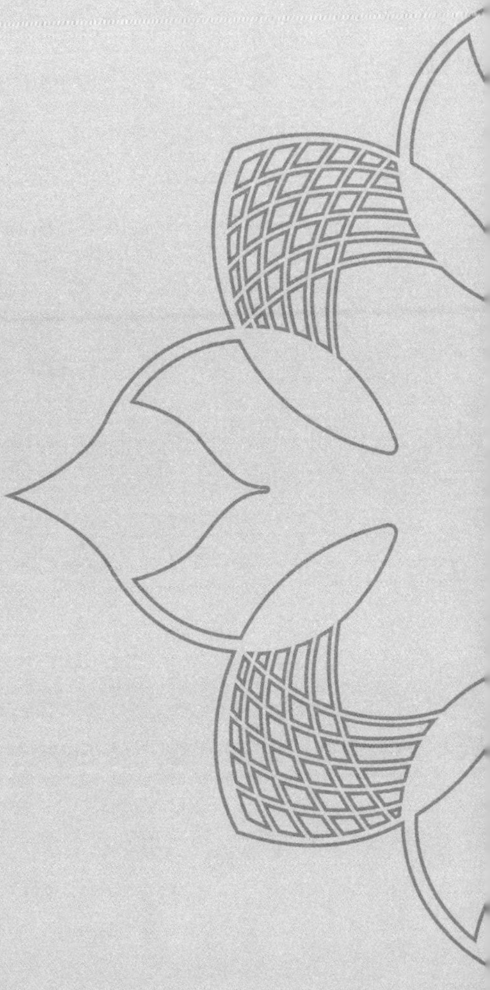

"O amor é paciente, é benigno; o amor não arde em ciúmes, não se ufana, não se ensoberbece."

I Coríntios 13: 4

22. *É preciso ter paciência e determinação para educar*

É preciso muita paciência e determinação para educar um filho. Poucos pais têm consciência disso e acabam desistindo no meio do caminho.

Tudo o que vale a pena ser conquistado exige trabalho, paciência, determinação e perseverança. É exatamente assim quando se trata da educação de suas crianças. Em qualquer oportunidade, elas irão testá-lo, e somente com uma postura correta você irá fazer valer – e com que elas aprendam – aquilo que lhes ensina.

Você precisa ir em frente naquilo que está ensinando, sem abrir mão, até ver seu ensinamento incorporado ao modo de ser de seus filhos. Toda criança, principalmente as mais novas, aprendem basicamente a partir da repetição do que você diz e faz.

Nesse caso, instruir significa que você deve passar dia após dia repetindo para seus filhos exatamente aquilo que você quer que aprendam para que se torne parte daquilo em que eles acreditam e valorizam.

De acordo com a idade da criança, a necessidade de repetições do ensinamento varia, mas, em todos os casos, são fundamentais a paciência, a persistência e a determinação dos pais.

Uma criança de até 2 anos ainda não desenvolveu a capacidade de incorporar o ensino apenas por meio de um diálogo. Por isso, essa é uma fase mais delicada, na qual é preciso repetir inúmeras vezes que: "Não é para colocar o dedinho na tomada", por exemplo, até ela aprender a lição.

Repita quantas vezes forem necessárias, pois a criança vai testar você para ver até onde ela pode ir e isso exige firmeza, paciência e determinação – sem exaltações nem brigas –, para que ela perceba que o seu "não" é firme e é de verdade.

A maioria dos pais não tem paciência com as crianças, principalmente se consideram que ela está num ponto que já não dá mais para controlar.

A situação de estresse e esgotamento em que os pais vivem nas famílias hoje transforma qualquer acontecimento banal "na gota d'água que entorna o copo". Se a criança deixa cair o sorvete por acidente, ou faz birra propositadamente, a explosão dos pais é a mesma, sendo que as situações são totalmente diferentes.

Um exemplo em que fica bastante claro o efeito da falta de paciência dos pais com os filhos é no momento de ajudar as crianças mais velhas na lição de casa. Quando os pais não têm paciência, ou eles acabam deixando que os filhos se virem sozinhos ou acabam fazendo a lição por eles para se livrar logo da responsabilidade. O ideal seria ajudar o filho a fazer a lição de casa, ensinando-o naquilo que for possível e necessário. Mas, na verdade, , os pais estão num ponto tão crítico de estresse que paciência é o que menos se tem.

Conheço um caso em que a mãe não tinha paciência para nada com os filhos. Ela não apenas explodia com facilidade pelo que as crianças aprontavam como também não tinha paciência para sentar e brincar com os filhos, para ajudá-los a fazer a lição de casa ou mesmo para conversar com eles.

Ela mesma admitia isso. "Não tenho paciência para essas coisas", dizia constantemente.

Um dos pontos mais críticos naquela família era que, pelo fato de a mãe não ter paciência para ensinar a menina de 2 anos e meio a fazer xixi no banheiro, continuava colocando fraldas na menina. Mas, como ela também não tinha paciência para colocar as fraldas todos os dias, havia dias em que ela punha e dias em que não punha.

Nos dias em que a mãe não punha a fralda, a menina fazia xixi o dia inteiro e se molhava toda. A criança não conseguia aprender o que era certo por causa dessa instabilidade e inconstância.

Isso tudo acabava sendo estressante para todos. Todo mundo ficava bravo com a criança, sendo que a culpa era toda da falta de paciência da mãe.

A conclusão é que tive de chamar essa mãe à responsabilidade: "Olha, você precisa decidir se coloca a fralda ou não. Ou melhor, a menina já está em idade de aprender a usar o banheiro. É você quem vai ter de decidir se vai ensinar a ela ou não. Do jeito que as coisas estão, a menina não vai aprender nunca."

Enfim, é preciso paciência, perseverança e determinação para educar um filho. Mas não é só isso. É preciso coerência também. É importantíssimo que o "não" do pai, numa determinada situação, seja o mesmo "não" da mãe, da avó, da tia, da babá ou de qualquer outro adulto que tenha influência sobre a criança.

Se, por exemplo, não é para enfiar o dedo na tomada, todo mundo concorda que é um "não" por causa do perigo que o ato pode representar. Então há acordo entre todos e essa é uma das primeiras coisas que a criança aprende.

Contudo, se, em outro tipo de situação, um adulto fala que não e outro fala que sim, para a criança isso significa que a ordem não é tão séria assim. E que esse "não" não é tão "não" assim.

Por isso, além da paciência e determinação, os pais têm também a função de colocar regras e cobrar o cumprimento delas de todos os adultos que possam influenciar a criança.

Minha dica: um modo bastante eficaz de obter a paciência necessária para ensinar às crianças aquilo que é preciso é lembrar que a sua orientação é sempre um ato de amor pelos seus filhos.

Toda a sua paciência, a sua determinação e a sua perseverança ao educá-los serão recompensadas no dia em que você os ouvir ensinando para alguém as mesmas coisas que você lhes ensinou.

"Palavras agradáveis são como favo de mel: doces para a alma e medicina para o corpo."

Provérbios 16: 24

23. *A criança precisa de elogio e de incentivo*

Quando os pais valorizam as boas atitudes dos filhos, reforçam nas crianças a vontade de continuar fazendo o bem.

A criança tem nos pais o seu maior referencial e procura sempre a sua aprovação. Quando elogia algo bom que seu filho fez, você o incentiva a continuar nesse caminho. Por isso é preciso estar atento para suas pequenas realizações, pois algo rotineiro para o pai – como pegar um garfo que caiu no chão – tem uma enorme importância para os pequenos.

Elogio e incentivo são fundamentais para o bom desenvolvimento da criança. As palavras dos pais têm um poder enorme sobre o pensamento dos filhos. Por isso, devemos usá-las com cuidado e bom senso com o intuito de construir uma auto-estima positiva nas nossas crianças.

Ao observar as famílias, porém, percebemos maior facilidade para criticar do que para elogiar. Ver o lado negativo dos filhos ainda é, infelizmente, a primeira opção. É aí que começam os problemas.

Os pais precisam adquirir o hábito de focalizar naquilo que os filhos fazem de bom. Costumo dizer que os pais precisam enxergar a atitude positiva de seu filho e estimulá-la, elogiando a criança, ainda que ela tenha tido nove atitudes negativas e uma positiva. É assim que o filho aprende a valorizar os bons hábitos e as boas atitudes.

Na escola em que leciono, todos os anos as crianças recebem um diploma ressaltando o traço de caráter que desenvolveram durante o período.

Uma vez, numa turma de vinte crianças, havia uma que não tinha manifestado mudanças visíveis nos traços de caráter. Nós não sabíamos como resolver isso, porque jamais poderíamos dar um certificado de aprovação com um "elogio mentiroso". Elogios precisam ser verdadeiros, senão causam mais dano que benefício à criança.

Contudo, estávamos certos de que alguma qualidade essa criança tinha. Só precisávamos descobrir o que era.

Pesquisamos a vida escolar do aluno naquele ano e descobrimos que ele não tinha uma só falta durante o período letivo. Tinha 100% de presença. Algo realmente digno de elogio. E foi com base nisso que ele recebeu o seu diploma.

Esse é um exemplo de que é preciso buscar algo de bom feito pela criança. O elogio tem de ser praticado diariamente com ela. Você precisa olhar para seu filho e dizer: "Que bom que você fez isso. Você conseguiu. Parabéns".

Não importa se a criança foi birrenta durante todo o dia; se, ao final do dia, ela foi solícita e cortês por dez minutos, você deve elogiar essa atitude positiva. É necessário reforçar para ela o valor dessa ação. É esse o foco no qual você deve trabalhar.

É muito importante que o elogio seja acompanhado de incentivo. Você deve estar na torcida por seu filho: "Vamos lá, você consegue", "Eu estou com você. Vá em frente".

Por exemplo, quando você pede ao seu filho que recolha os brinquedos, muitas vezes fica difícil para ele entender a sua solicitação, principalmente quando são muito pequenos. Você deve incentivá-lo a fazer isso com frases do tipo: "Vamos lá comigo, filho. Ajude-me a juntar os seus brinquedos". Faça isso junto com ele e, depois, dê-lhe um prêmio pela ajuda. Isso o incentivará a cooperar e lhe dará a noção do que é juntar e guardar os brinquedos.

É muito importante que os pais desenvolvam na criança o prazer de fazer o que é certo, de cumprir com suas obrigações, de respeitar as regras da família. O melhor caminho para chegar a um bom resultado é através do elogio sincero e do incentivo, sem gritos nem agressão.

Minha dica: bater palmas para a criança é prático e eficaz, pois toda criança entende, desde pequena, que essa é uma demonstração da aprovação dos pais por ela. Por isso, prepare sua família para bater muitas palmas uns para os outros.

Nunca, nem por brincadeira, use com seus filhos palavras que os desqualifiquem, como burro, idiota e louco. Antes, procure nas atitudes dele motivos para elogiá-lo. E o elogie tanto quanto possa, mas sempre de modo sincero.

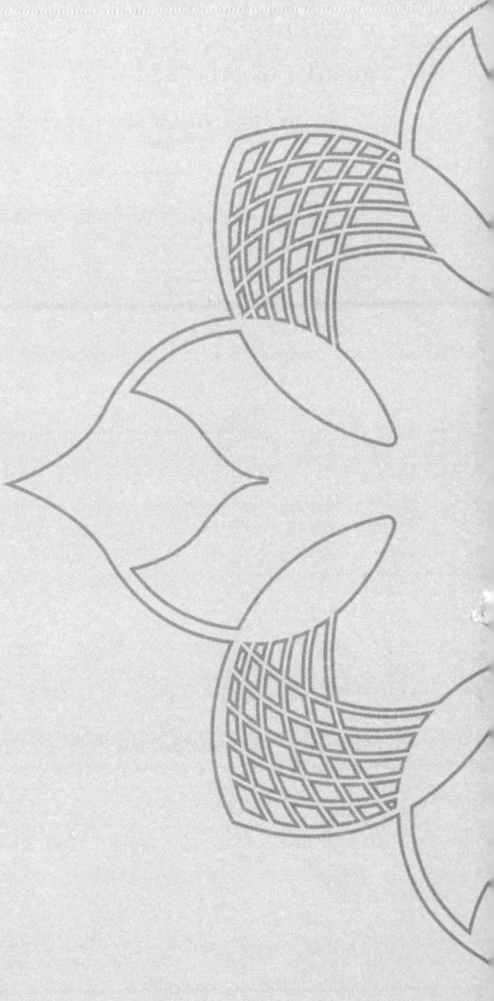

"Estas coisas vos tenho dito para que tenhais paz em mim. No mundo, passais por aflições, mas tende bom ânimo; eu venci o mundo."

João 16: 33

24. *Mãos à obra!*

Nada vai mudar em sua família se você não tomar a iniciativa de provocar mudanças. Educar seus filhos corretamente depende, antes de tudo, da sua atitude.

Muitas famílias preferem se acomodar com sua situação, ainda que problemática. Afinal, toda transformação causa desconforto e dá trabalho, e é muito mais fácil deixar tudo do jeito que está. É mais fácil enfrentar um problema conhecido, sem grandes novidades.

Uma das atitudes de pessoas que pensam dessa forma talvez seja pôr os filhos em escola de tempo integral, fingindo que a educação deles é responsabilidade somente da instituição de ensino. Ou, quem sabe, transferir para a empregada a tarefa de educar os filhos.

Vamos fazer um teste. Pegue um lápis, algumas folhas de papel e responda:

- Como está a sua vida em família?
- E a sua relação com sua esposa (ou seu marido)?
- Existe diálogo entre vocês?
- Você sabe o que ela(e) pensa?
- E ela(e), sabe o que você pensa?
- Existe cumplicidade entre vocês?
- E intimidade? Existem momentos só para vocês no seu dia-a-dia?

Você pode até me perguntar: o que isso tem a ver com educar os filhos? Minha resposta é: tudo. Quando os filhos chegam, se os pais não souberem preservar a vida a dois, a relação degrada. É muito importante o casal manter a boa qualidade de seu relacionamento, pois ela é a base para a educação saudável dos filhos.

Bom, já que falamos dos filhos, aproveite para responder algumas perguntas com relação a eles: Você sabe o que o seu filho pensa? E o que ele sente? Quais são as regras que você acha que deveria colocar para ele? E os valores que gostaria de lhe transmitir? Você respeita essas regras e esses valores? Você está passando isso para seu filho?

Depois de responder a essas questões, talvez você chegue à conclusão de que a situação na sua casa não está tão boa e que é preciso mexer em alguns pontos para melhorar a vida de sua família.

Numa família que me consultou sobre os filhos, o pai estava bastante resistente em aceitar as minhas colocações e em relação a alguns métodos que eu sugeri. Começou a questionar o que eu dizia e alegava já ter um método que aplicava na sua casa e na educação das crianças.

Então, eu lhe disse: se o método que você usa fosse tão bom, não haveria necessidade de me procurar, não é mesmo? Se vocês me consultaram, é porque o seu método não está dando certo e você está preocupado com a educação de seus filhos, concorda?

Pois eu vou lhe dizer: você até sabe o que não está certo na sua casa, mas não sabe como resolver. E acredita que, de alguma forma, eu posso ajudá-los a solucionar o problema. Então, assuma que precisa mudar o modo de conduzir a sua casa e abra a mente para o trabalho que estamos desenvolvendo aqui.

Ele entendeu e passou a colaborar com a família e a aplicar o método que propus.

O método de auto-avaliação que apresentei há pouco – e que utilizei com essa família – é excelente para ajudar os pais a tomarem consciência de seus atos e do que está funcionando ou não em sua casa.

O resultado é que passam a olhar para si mesmos e para sua família e reconhecem quais são seus pontos fortes e fracos. Eles começam a enxergar suas virtudes e seus defeitos e os méritos e sofrimentos no relacionamento entre pai e mãe e com os filhos. Esse é um dos principais incentivos para praticarem as lições que realmente funcionem.

Se você, por exemplo, decidiu ler este livro, é porque sentiu que ele poderia ajudá-lo a melhorar o relacionamento com seus filhos, e a educá-los de uma maneira mais saudável. E isso é um mérito seu, pois mostra que você está buscando por soluções para as dificuldades que enxerga.

Minha dica: se você sente que há algo de errado no modo como está educando seus filhos, não resista. Coração de pai e de mãe não se engana: quando sente que os filhos não estão felizes, sabe o quanto isso é verdade. Colocar um sorriso nos lábios de suas crianças é o maior incentivo que você pode ter para se propor a mudar seus hábitos e métodos de educação.

Faça tudo o que puder para melhorar a educação de seus filhos. O futuro deles será o seu atestado de missão cumprida, com honra ao mérito.

"Converteu o deserto em
lençóis de água, e a terra
seca em mananciais."

SALMO 107: 35

25. *Construir um cenário positivo para a vida da família*

É claro que toda mudança precisa de um ambiente adequado para dar resultados. Por isso, os detalhes são essenciais quando você se propõe transformar o modo como educa seus filhos.

Jogar sementes sobre o concreto não é uma boa opção. Para que as novas idéias e os novos métodos vinguem na educação de seus filhos, é necessário um conjunto de condições que preparem sua casa para as mudanças. A base dessas condições é o otimismo, a boa vontade e o amor entre os membros da família.

Construir um cenário positivo para a vida da família, para que mudanças positivas ocorram e se perpetuem, significa, também, sensibilizar os pais sobre a necessidade de estar constantemente aplicando os métodos corretos de educação dos filhos.

Desse modo, vendo que as mudanças realmente funcionam, que transformam seu lar para melhor, eles mesmos criam as condições para continuar a aplicá-las e os hábitos positivos necessários à manutenção da continuidade.

Conheço uma família na qual os pais não se preocuparam com a construção das condições necessárias para que as mudanças desejadas frutificassem.

Orientações básicas – como não vestir os gêmeos de modo idêntico para preservar a individualidade de cada um, impor regras claras para as crianças sobre as compras nas idas aos shoppings, e pai e mãe entrarem em acordo sobre como lidar com os filhos – não eram cumpridas.

Os pais não criaram um cenário positivo, adequado à aplicação das regras e à melhora do bem-estar da família.

É preciso entender que se trata de sua família, de seus filhos. A disposição em lhes dar o melhor é o mínimo que se pode esperar de pais responsáveis, amorosos e generosos. Somente dessa forma você criará um ambiente favorável às mudanças.

Minha dica: crie em sua família as condições para que todos se animem a continuar buscando o melhor.

Construir um cenário positivo implica ter atitudes que levem ao diálogo, ao entendimento, à harmonia, à aplicação e ao cumprimento de regras e limites.

"Celebrai com júbilo ao Senhor, todos os confins da terra; aclamai, regozijai-vos e cantai louvores."

SALMOS 98: 4

26. Celebrar os resultados, que certamente serão positivos

A fase de início das mudanças é um tempo de muita luta, de muito esforço, de perseverança. Mas saiba que vale a pena.

Eu vejo a alegria das famílias ao conseguirem modificar para melhor os seus relacionamentos. É incrível como se percebe a felicidade contagiando tudo e todos.

Para quem acompanha de fora, uma das experiências mais gratificantes acontece quando os pais percebem a necessidade de cuidarem de si mesmos para poderem cuidar direito dos filhos e da família.

Por tudo isso, agora é hora de celebrar. Eu, aqui do meu lado, estou celebrando a transformação de sua família em uma família verdadeiramente feliz, com todos os valores e as alegrias de suas conquistas.

Sugiro a você que também celebre muito. Celebre em família, fazendo passeios, participando juntos de atividades que lhes dêem prazer e lhes tragam a satisfação e harmonia.

E vocês, pais, tirem também um tempinho para celebrar, apenas vocês dois, juntinhos. Vocês merecem essa conquista maravilhosa, e a união do casal irá reforçar ainda mais a união da família.

Contudo, se você está começando a buscar ajuda para a sua família agora, seja bem-vindo. Ofereço-lhes a possibilidade de, dentro em breve, também estarem celebrando as suas conquistas e a construção de uma família mais feliz.

Agora que você já leu este livro, que já trilhou comigo todo esse caminho, que já decidiu melhorar o seu relacionamento com seus filhos e com sua esposa – ou seu marido –, basta ter a boa vontade de pôr em prática o que aprendeu. E, então, tudo será apenas uma questão de tempo, paciência, dedicação e perseverança, para que os resultados positivos apareçam.

Antes que eu me esqueça: parabéns pela sua nova vida em família!

"Todo vale será aterrado, e
nivelados todos os montes e
outeiros; os caminhos tortuosos
serão retificados, e os
escabrosos, aplanados."

LUCAS 3: 5

27. A aventura de ser pai ou mãe é um caminho sem fim, com picos e vales

Sim, a aventura de ser pai ou mãe é um caminho sem fim, com picos e vales, ou seja, existirão momentos gostosos, mas problemas também vão aparecer. Pais e filhos percorrerão juntos esse caminho, lado a lado, ajudando uns aos outros na busca do melhor para todos.

Ser pai ou mãe é uma coisa que precisa ser aprendida. Você nunca saberá por antecipação quais serão as dificuldades que enfrentará. Além do que, com cada filho a jornada será diferente, assim como serão diferentes os caminhos que vocês trilharão em conjunto: pai, mãe e filhos.

Você terá momentos de sucesso e alegria e momentos de tristeza e luta. Mas é um caminho que precisa ser percorrido, em muitos trechos, em família, para que se estabeleça e se aperfeiçoe a união.

Ensinar o caminho aos filhos precisa ser entendido com cuidado. A *Bíblia* mesmo nos orienta, no *Provérbio 22: 6*, que é preciso ensinar a criança **no** caminho em que deve andar.

Pai e mãe precisam andar com o filho. Não basta indicar **o** caminho. A *Bíblia* não diz para ensinar "o" caminho que a criança deve andar, porque ela não irá sozinha. É para ensinar a criança "no" caminho em que deve andar. O caminho precisa ser trilhado em conjunto. Quando você anda com a criança, o seu exemplo serve de referencial para ela.

O grande desafio, finalmente, é todos os integrantes da família andarem em unidade. Essa será a grande herança que você deixará, que será também a herança dos filhos de seus filhos.

Quero deixar uma idéia primordial: os limites colocados para os filhos, com base no amor, são os alicerces de uma educação saudável e positiva. É nisso que precisamos insistir sempre. É necessário incorporar esse conceito às práticas familiares.

Para finalizar, quero dizer aos pais que não é fácil viver uma vida a dois, a três, a quatro, a cinco... É preciso muita paciência e determinação.

A aventura já começou e continua. E eu recomendo que vocês – pai, mãe e filhos – se dêem as mãos para que a jornada se torne ainda mais segura e prazerosa.

Boa viagem!

Com carinho,
Cris Poli

Fale com a Cris

Se há alguma pergunta que você gostaria de fazer para a Cris Poli, alguma experiência sobre pais e filhos que gostaria de compartilhar com ela ou se quer fazer algum comentário sobre o que leu neste livro, envie um e-mail para: **crispoli@sbt.com.br**.

Este livro foi impresso pela Arvato Print
em papel *offset* 90g.